Über die Autorin:

Gisela Finke hat in Saarbrücken Psychologie studiert und lebt heute mit ihrem Sohn in München. Nach dem Studium war sie zunächst therapeutisch tätig, später widmete sie sich der psychosomatischen Forschung. Seit 10 Jahren schreibt sie als Wissenschaftsjournalistin Fachartikel und Bücher, hauptsächlich über naturmedizinische und psychosomatische Themen.

Gisela Finke

Weizengras

Zum Selberziehen, Vorbeugen und Heilen

Mit Ernährungsprogramm
nach der Methode Living Foods Lifestyle

Knaur

Besuchen Sie uns im Internet:
www.droemer-knaur.de

Originalausgabe März 1999
Copyright © 1999 bei Droemersche Verlagsanstalt
Th. Knaur Nachf., München
Redaktion: Maryna Zimdars
Umschlaggestaltung: Agentur Zero, München
Satz: Ventura Publisher im Verlag
Druck und Bindung: Ebner Ulm
Printed in Germany
ISBN 3-426-82254-7

5   4   3   2   1

Inhalt

Vorwort: Weizengras – früher und heute

Das Weizengras gehört zur Familie der Gräser, genauer gesagt zu den Süßgräsern. Von denen gibt es allein schon rund 6000 Arten. Weizen ist die älteste Kulturpflanze und auf der Erde ziemlich weit verbreitet. Schon vor 10 000 Jahren wurde er im Nahen und Mittleren Osten angebaut, denn die Flüsse von Euphrat, Tigris und Nil garantierten einen fruchtbaren Boden. Etwa 5000 Jahre vor Christus war Weizen das Haupterzeugnis in Ägypten und der wichtigste Wirtschaftsfaktor des Landes. Noch heute wachsen seine Urformen – Einkorn und Emmer – wild entlang den Ufern des Nils.

In der Antike galten die Spitzen des jungen Weizengrases als Delikatesse. Weizenkörner waren beliebte Grabbeigaben, um ein Leben im Jenseits zu ermöglichen.

Vor etwa 4500 Jahren wurde der Weizen dann erstmals in Süd- und Mitteleuropa angebaut.

Im alten China genoß der Weizengrassaft als Stärkungsmittel und zur Blutreinigung hohes Ansehen. Die Indianer Mittelamerikas wußten um seine entzündungshemmende und entgiftende Wirkung.

Doch gar so weit brauchen Sie nicht in die Vergangenheit zu schweifen: Die meisten pflanzenfressenden Tiere ernähren sich fast ausschließlich von Gräsern, ohne Mangel zu erleiden. Auch Raubkatzen ergänzen instinktiv ihren Bedarf an Vitaminen und Ballaststoffen, indem sie regelmäßig frisches Gras fressen.

Erst die amerikanische Ärztin Ann Wigmore hat das Weizengras samt Saft wiederentdeckt und populär gemacht. In ihrem Standardwerk »The Wheatgrass Book« (1985) erläutert sie, wie sie auf das grüne Wunder gestoßen ist und was es bewirkt.

Die Neuentdeckung – Weizengras

Weizengras botanisch

Als Weizengras bezeichnet man den äußerlichen Teil der Pflanze, wenn das Weizenkorn keimt und austreibt. Wächst es weiter, entwickeln sich daraus der Halm und die Ähre. Da der Weizenanbau zum Ziel hat, möglichst viel Getreidekorn zu ernten, betrachtete man das grüne Weizengras lange Zeit nur als notwendige Vorstufe dazu.

Wachstum und Entwicklung

Weshalb ist gerade das Weizengras so wertvoll und nicht schon sein Keim oder seine Sprossen? Alle Getreidearten entwickeln sich in bestimmten aufeinanderfolgenden Stadien. Das vorangegangene bedingt das nächste, keines kann übersprungen werden. Aus dem Korn entwickelt sich der Keim, daraus die Sprosse, aus der Sprosse entsteht der (Getreide)Knoten. Aus dem Knoten wiederum wachsen der Getreidehalm und die Getreideähren heran, die die Getreidekörner enthalten. Die Körner werden durch den Wind ausgesät, und der Kreislauf beginnt erneut.

Die Getreidepflanzen besitzen eine einzigartige Fähigkeit zum Überleben: Werden die jungen Getreidehalme von Tieren abgefressen, so wachsen sie erneut nach. Sie geben den Tieren also Nahrung, ohne sich selbst zu zerstören. Das enorme Nahrungspotential im Getreidekorn reicht aus, um erneut zu wachsen und sich ohne Schaden zur reifen Getreideähre zu entwickeln.

Beginnt das Getreidekorn zu keimen, ist der Nährstoffgehalt im Keim schon um ein Vielfaches höher als der im ursprünglichen Korn. Wie ist das möglich? Das Korn enthält (im Aleuronkörper) Eiweiße, von denen sich der entstehende Keimling ernährt. Dabei werden die Bausteine der Proteine, die Aminosäuren, freigesetzt. Diese werden dann zum Teil direkt als Bausteine für die Herstellung von Enzymen benutzt, oder sie werden abgebaut. Beim Abbau bildet sich Ammoniak (NH_3), das wiederum in verschiedene organische Verbindungen des Keimlings eingebaut wird. Auf diese Art und Weise entstehen die Vitamine, Mineralstoffe, Spurenelemente und Enzyme, die später so reichlich im Weizengras vorhanden sind.

Aus dem Keimling entwickelt sich die Sprosse. Sie besitzt eine Verdickung, den Knoten oder das Nodium. Dieser Knoten ist der Vorratsspeicher für das weitere Wachstum des Getreides und seine Weiterentwicklung zum reifen Korn in der Ähre. Im nächsten Entwicklungsstadium beginnt das junge Getreidegras aus dem Boden herauszuwachsen. Nach einigen Tagen Wachstum ist die Nährstoffdichte dieser lebenden Vorratskammer am höchsten. Jetzt – und nur jetzt ist der Zeitpunkt für die Ernte des Weizengrases gekommen, und auch der Mensch kann all seine Nährstoffe nutzen.

Wächst das junge Weizengras weiter, so wird ein Teil der Nährstoffe für das Längenwachstum und die Ausbildung der Ähren mit ihren Getreidekörnern verbraucht. Die nicht benötigten Nährstoffe bleiben gespeichert und dienen der erneuten Entwicklung von Keimling, Sprosse und jungem Getreidegras mit seinen Nodien. So hat sich der Kreis von Wachstum und Entwicklung geschlossen. Der beschriebene Vorgang erklärt auch, weshalb das junge Weizengras erheblich mehr Nährstoffe enthält als das Weizenkorn oder seine Sprossen.

Ann Wigmore entdeckt das Weizengras neu

Es ist das Verdienst der amerikanischen Ärztin Ann Wigmore (1909 bis 1994), daß Weizengras und der Saft wiederentdeckt und populär wurden. In ihrem Standardwerk »The Wheatgrass Book« (1985) erzählt sie, wie sie auf das »grüne Wunder« gestoßen ist.

»Während des Ersten Weltkrieges lernte ich die bemerkenswerten Heileigenschaften des Grases kennen. In dem europäischen Dorf, in dem ich geboren wurde, benutzte meine Großmutter Gräser, um die Wunden der Soldaten zu behandeln. Noch als Kind wanderte ich mit meinen Eltern nach Amerika aus, und erst dreißig Jahre später, in den Fünfzigern, erinnerte ich mich wieder daran, wie meine Großmutter Gras und andere Pflanzen zu Heilzwecken einsetzte, denn ich war selber schwer erkrankt.«

Ann Wigmore litt an einer schweren Colitis ulcerosa, einer Erkrankung, bei der der Darm von eitrigen Geschwüren befallen ist. Durchfälle, Schmerzen und innere Blutungen zehren den Erkrankten aus. Bis heute gilt die Colitis ulcerosa als unheilbar. Ann Wigmore experimentierte mit verschiedenen Grasarten und fand alsbald heraus, daß das Weizengras am schnellsten wuchs und leicht zu züchten war. Sie stellte fest, daß ihre Haustiere dieses frische Weizengras liebten und es ihrer Gesundheit zuträglich war. Die Ärztin ließ dann von dem mit ihr befreundeten Biologen Dr. Gh. H. Earp Thomas das Weizengras biochemisch analysieren. Dr. Thomas sah auch die Literatur durch und stieß auf die Arbeiten eines Dr. Charles Schnabel, der ebenfalls Weizengras untersucht hatte.

Es zeigte sich, daß das Weizengras und der aus ihm gewonnene Saft unglaubliche Mengen gesundheitsfördernder Substanzen enthielten, die für die Gesundheit des Menschen unentbehrlich sind. Allen voran ist das Chlorophyll zu nennen, aber auch essentielle Aminosäuren, Vitamine, Mineralstoffe, Spurenelemente und Enzyme.

Ann Wigmore begann damit, täglich Weizengras zu kauen und den frisch gepreßten Saft zu trinken. Bereits nach ein paar Wochen war sie von der Colitis geheilt und fühlte sich gesund und voller Energie.

Die Idee des Living Food Lifestyle

Die Ärztin gründete in Boston das »Hippocrates Health Institute« und widmete ihr weiteres Lebenswerk der Bekanntmachung des Weizengrases. Dabei vertrat sie allerdings nie die Meinung, daß es schlicht und einfach für die Gesundheit ausreiche, wenn man täglich lediglich etwas Weizengrassaft zu sich nehme und ansonsten seinen Lebensstil beibehalte. Ann Wigmore setzte sich vielmehr für eine komplette Änderung der Ernährungsgewohnheiten ein. Sie entwickelte eine Lebensweise, die sie als »Living Food Lifestyle« – Leben mit lebendigen Nahrungsmitteln – bezeichnete. Frisch gepreßter Weizengrassaft ist hierin jedoch ein zentraler Bestandteil. Er wird kombiniert mit einer Vollwerternährung aus einer möglichst naturbelassenen (das heißt lebendigen) Roh- und Frischkost.

Dem Weizengras auf der Spur

Forschungen und Entdeckungen

Schon immer versuchte der Mensch, sich die Naturereignisse zu erklären und sie zu erforschen. Während der Mensch vor allem von Erfahrungen zehrte und zu religiösen und mythischen Erklärungsmustern neigte, wie zum Beispiel die Einteilung in »reine« und »unreine« Nahrungsmittel, begann mit dem Zeitalter der Aufklärung ab Mitte des 19. Jahrhunderts die naturwissenschaftliche Untersuchung der Lebensmittel auf ihre Inhaltsstoffe. Überliefertes Wissen wurde mit den zur Verfügung stehenden chemischen Methoden überprüft. So konnte die Zusammensetzung der Kohlenhydrate und der Fette chemisch dargestellt werden. Die Bausteine der Eiweiße, die Vitamine, die Mineralstoffe und die Spurenelemente wurden entdeckt.

In den USA wurden Ende der zwanziger Jahre die Inhaltsstoffe der Getreide analysiert und ihre Wirkung und Funktion für die Pflanze und den menschlichen Körper untersucht. Die Bedeutung der Vitamine A, C, E und einiger B-Vitamine als lebensnotwendige Nahrungsbestandteile waren schon hinreichend erforscht. Es war bereits bekannt, daß das Chlorophyll der grünen Pflanzen mit dem Hämoglobin des Bluts verwandt ist.

Die Suche nach dem »Weizengrasfaktor«

Dr. Charles Schnabel, ein Lebensmittelchemiker aus Kansas City, begann 1928 im Getreide einen »natürlichen Blutbildner« zu suchen. Dabei wollte er die Eierlegeproduktion seiner Hennen erhöhen und die Sterblichkeitsrate der Küken eindämmen. Er verfütterte grünes Gemüse, Getreidekeime und -sprossen an die Hennen, aber alles blieb ohne Erfolg. Einen »Blutbildungsfaktor« fand er nicht. Charles Schnabel forschte drei Jahre lang, ohne zu einem positiven Ergebnis zu kommen. Im Jahr 1931 verfütterte er dann an einen Teil seiner Hühner eine Futtermischung, die neben Mais und Körnern auch einen hohen Anteil an frischen Getreidegräsern enthielt. Die anderen Hühner erhielten kein frisches Getreidegras zusätzlich.

Bei diesem Experiment hatte der Farmer Erfolg. Bisher hatten die Hennen im Winter immer sehr viel weniger Eier gelegt als im Sommer, nämlich nur noch knapp 40 Prozent der Sommerproduktion. Die Hennen, die zusätzlich frisches Getreidegras zur Nahrung erhalten hatten, legten nun im Winter fast genauso viele Eier wie im Sommer! Und nicht nur das: Die Schalen der Eier waren auch dicker, so daß sie nicht so leicht beschädigt wurden. Besonders erstaunlich war, daß die Hennen und Küken viel seltener und viel weniger schwer an Krankheiten litten als die Tiere, an die kein frisches Getreidegras verfüttert worden war. Außerdem hatten diese Hennen mehr Nachwuchs. Es mußte also auch noch einen Faktor im Weizengras geben, der die Fruchtbarkeit anregte.

Dr. Schnabel und seine Frau hatten sechs Kinder, und die ganze Familie stellte angesichts der Erfolge bei den Hennen auch ihre eigene Ernährung um. Getreide- und Weizengras wurden ein wichtiger Bestandteil. Kein Mitglied der Familie erkrankte in seinem Leben jemals ernsthaft. Das frische Getreidegras hatte also große Wirkungen erzielt. Aber warum? Welche Inhaltsstoffe waren dafür verantwortlich?

Mitte der dreißiger Jahre begannen die Ernährungsphysiologen Dr. George Kohler und seine Kollegen von der Universität Wisconsin ebenfalls nach dem »Blutbildungsfaktor« zu suchen. Die Erfolge von Dr. Schnabel waren mittlerweile wissenschaftlich anerkannt. Es war eine unbestreitbare Tatsache, daß die

Anreicherung der Nahrung mit Getreide- oder Weizengras ein schnelleres Wachstum, mehr Gesundheit und eine erhöhte Fruchtbarkeit verursachten. 1935 wurden dann das Vitamin K und 1938 die Folsäure entdeckt. Außerdem wurde nachgewiesen, daß diese beiden Vitamine, ebenso wie die schon bekannten Vitamine A, C, E, V_1, B_2 und B_6, in reichlicher Menge im Getreide- und Weizengras enthalten sind.

Die Mengen an Getreidegras, die bei den Experimenten an die Tiere verfüttert wurden, waren sehr groß. Irgendwie mußte das Volumen dieser Mengen verringert werden. Also wurden die Getreidegrashalme getrocknet und dann pulverisiert und für den Gebrauch wieder mit Wasser angemischt. Der Grassaftfaktor (grass juice factor) war geboren. Daß aber durch das Trocknen viele Inhaltsstoffe aus dem frischen Weizengras verloren gegangen waren, wußte noch niemand.

Gesunde Säuglinge durch Weizengrassaft

Der niedergelassene Arzt Dr. G. von Wendt untersuchte das Gedeihen der Säuglinge, die von ihren Müttern gestillt wurden. Diese Mütter tranken Milch von Kühen, die mit dem Grassaftfaktor ernährt wurden. Er beobachtete, daß diese Säuglinge besser gediehen und sich schneller entwickelten und gesünder waren als die Babys der Kontrollgruppe. Diese wurden zwar auch gestillt, aber deren Mütter tranken nur Milch von Kühen, die nicht mit dem Grassaftfaktor gefüttert wurden. Schwangere, bei denen das Risiko einer Fehlgeburt bestand, konnten dieses Risiko durch das Trinken von »Grassaft-Milch« senken. Die Erforschung des Grassaftfaktors beschäftigte immer mehr Wissenschaftler, und immer mehr Inhaltsstoffe des Getreidegrases wurden entdeckt, analysiert und konnten wissenschaftlich abgesichert werden. 1939 wurde der »Grassaftfaktor« Cerophyl genannt. Er wurde als Ernährungszusatz von der Amerikanischen Ärztevereinigung (Council on Foods of the

American Medical Association) offiziell anerkannt. Das Wort »Cerophyl« entstand aus dem lateinischen »cerealis« (aus Getreide) und dem griechischen »phyllon« (Blatt).

In den fünfziger Jahren geriet das Cerophyl in Vergessenheit, denn alle Vitamine, Spurenelemente und Mineralstoffe konnten auch synthetisch hergestellt werden und wurden in der industriellen Produktion den Lebensmitteln zugesetzt. Eine naturbelassene Ernährung wurde ersetzt durch Produkte der Nahrungsmittel- und Pharmaindustrie. Und wer sich für besonders gesundheitsbewußt hielt, nahm zusätzlich ein paar künstliche Vitaminpillen aus der Drogerie und Apotheke ein.

Grüne Power für die Gesundheit

Aufgrund seines Reichtums an lebenswichtigen Inhaltsstoffen sind Weizengras und der daraus gepreßte Saft ein wahres biologisches Wunderwerk. Weizengrassaft ist ein Gesundheitsmittel voller Power. Der Saft enthält besonders viel Eisen, Jod, Selen, Mangan, Kobalt und Calcium. Er enthält alle Vitamine in Mengen, die den täglichen Bedarf übertreffen. Vom Beta-Carotin sind zwei Drittel des Tagesbedarfs vorhanden. Im menschlichen Organismus wird es jedoch zur doppelten Menge Vitamin A aufgebaut, ohne daß es toxisch wirkt. Weizengras oder Weizengrassaft ist also völlig ungefährlich und frei von allen unerwünschten Nebenwirkungen. Beeindruckend ist, daß Weizengras oder -saft alle essentiellen Aminosäuren enthält.

Weizengras ist wie ein Kraftfutter für den Körper, und selbst wenn Sie eine Diät einhalten oder sich vegetarisch ernähren, dann ist bereits mit der relativ kleinen Menge von etwa 60 ml Weizengrassaft die Versorgung Ihres Körpers mit den lebenswichtigen Inhaltsstoffen gewährleistet.

Die Hauptinhaltsstoffe auf einen Blick

Für 60 ml Weizengrassaft benötigen Sie etwa 80 g frisches Weizengras.

60 ml Weizengrassaft enthalten:
13,5 g Eiweiß
28 g Kohlenhydrate (2,3 BE)
13 g Ballaststoffe (Pektine)
42 g Chlorophyll
170 Kalorien
– Fett ist nicht in meßbaren Mengen enthalten.

Der Organismus – ein kompliziertes Netzwerk

Vitamine, Mineralstoffe und Spurenelemente sind unsichtbare gute Geister, ohne die der Stoffwechsel nicht funktioniert. In einem mechanischen Uhrwerk greifen in komplizierter Abfolge alle Rädchen und Einzelteile ineinander, eins kann ohne das andere seine Aufgabe nicht erfüllen. Und wenn ein Sandkörnchen in das geschäftige Getriebe dringt, ein winziges Rädchen beschädigt wird oder gar fehlt, dann bleibt die Uhr irgendwann stehen. Bei den Stoffwechselvorgängen, die unsichtbar in Ihrem Körper in den Zellen ablaufen, ist es genauso. Jeder natürliche Nahrungsbestandteil hat eine ganz bestimmte, eng begrenzte Aufgabe, sei es, um komplizierte chemische Reaktionen zu ermöglichen, sei es beim Aufbau, Umbau oder Abbau von körpereigenen Stoffen wie zum Beispiel dem Blut, den Knochen, der Sehkraft, der Atmung, der Verdauung. Jeder Organismus, auch der menschliche, ist ein Verbund von Milliarden von Zellen. Jedes Organ, egal ob die Leber, das Gehirn, die Eierstöcke oder die Flimmerhärchen der Nasenschleimhaut oder die Fußnägel, ist aus Millionen von Zellen aufgebaut. In den Zellen laufen die spezifischen Stoffwechselvorgänge ab, die – von Hormonen und Enzymen gesteuert – erst das Leben des Menschen ermöglichen.

Im Körper gibt es keine isolierten Stellen, wo sich die Zellen versammeln und etwas herstellen, umbauen oder entrümpeln, sondern jedes Organ ist ein Zellverband, der miteinander verknüpft und voneinander abhängig ist. Ein Mangel an irgendeinem der sichtbaren und unsichtbaren guten Geister (Eiweiß, Fette, Kohlenhydrate, Vitamine, Mineralstoffe, Spurenelemente und Ballaststoffe) wird sich relativ schnell im ganzen Körper bemerkbar machen. Es beginnt zunächst schleichend, fast unbemerkt. Man fühlt sich abgeschlagen, ermüdet schnell, irgendwie fehlt die Spannkraft. Fehlernährung zeigt sich mit ähnlichen Symptomen. Fehlernährung bedeutet Mangel im Überfluß, das heißt Mangel an einzelnen Vitaminen oder essentiellen Fettsäuren bei einem gleichzeitigen Überfluß an beispielsweise Nahrungszucker oder »Fast-food«.

Eiweiß und Aminosäuren

Eiweiß (oder Protein) ist der Hauptbaustein der Gewebe und Organe und wird für das Wachstum und die Erneuerung der Zellen benötigt. Jedes Protein besteht aus verschiedenen Aminosäuren. Im menschlichen Körper gibt es 20 unterschiedliche Aminosäuren, von denen der Körper zwölf selbst herstellen kann. Die restlichen acht Aminosäuren müssen ihm mit der Ernährung zugeführt werden, sie sind essentiell, das bedeutet, der Körper kann sie nicht selbst herstellen. Der tägliche Bedarf an Eiweiß beträgt 0,8 g pro kg Körpergewicht, das heißt, daß ein Erwachsener, der 70 kg wiegt, täglich 56 g Eiweiß benötigt. Davon sollten zwei Drittel aus pflanzlichem und ein Drittel aus tierischem Eiweiß bestehen. Pflanzliches Eiweiß liefern alle

Getreideprodukte aus dem vollen Korn, Hülsenfrüchte, Nüsse, Kartoffeln, Gemüse, Obst. Tierisches Eiweiß liefern alle Lebensmittel, die tierischen Ursprungs sind: Fleisch, Fisch, Eier, Milch, Milchprodukte.

60 ml Weizengrassaft enthalten 13,5 g Eiweiß, insbesondere alle essentiellen Aminosäuren. 60 ml Weizengrassaft decken ungefähr die Hälfte des gesamten Tagesbedarfs an essentiellen Aminosäuren:

Name	Tagesbedarf	In 60 ml Wg sind enthalten	Anteil am Tagesbedarf
Valin	1,6 g	1,00 g	ca. 60
Leucin	2,2 g	1,20 g	55
Isoleucin	1,4 g	0,70 g	50
Threonin	1,0 g	0,80 g	80
Methionin	2,2 g	0,30 g	14
Lysin	1,6 g	0,60 g	ca. 40
Phenylalanin	2,2 g	0,80 g	ca. 30
Tryptophan	0,5 g	0,07 g	14

Energielieferant Fett

Weizengrassaft enthält selbst zwar kein Fett, dafür aber viele Inhaltsstoffe, die für den Fettstoffwechsel – den Abbau und die Verdauung von Fett – notwendig sind. Die Fette sind aus Fettsäuren aufgebaut. Je nach Art des Fettes handelt es sich um gesättigte, einfach ungesättigte oder mehrfach ungesättigte Fettsäuren. Die Fette liefern Energie für den Stoffwechsel und sind wichtige Zellbausteine. Die gesättigten Fettsäuren sind hauptsächlich in Fleisch, Wurst und Käse enthalten, die einfach ungesättigten Fettsäuren sind beispielsweise in Olivenöl oder Avocados enthalten. Die mehrfach ungesättigten

Fettsäuren kommen zum Beispiel im Fisch oder Sonnenblumenkernöl vor. Die gesättigten Fettsäuren verursachen einen überhöhten Cholesterinspiegel, die ungesättigten Fettsäuren können ihn senken. Der tägliche Fettanteil in der Ernährung sollte nur ein Drittel der Gesamtkalorien pro Tag ausmachen. Ein Erwachsener, der 70 kg wiegt, hat bei leichter körperlicher Arbeit einen Energieverbrauch von täglich 2100 Kalorien. Davon sollten also 700 Kalorien aus dem Fettanteil stammen, das sind täglich nur etwa 80 g Gesamtfett. Das Gesamtfett teilt sich dabei auf in verstecktes und sichtbares Fett. Verstecktes Fett ist in Milch, Käse und anderen Milchprodukten, in Fleisch, Wurst, Eiern, fettem Fisch, in Nüssen, Schokolade, Eiskrem, Torten, Fertiggerichten enthalten. Das sichtbare Fett ist das Streich- und Kochfett. Je magerer Sie Ihre Lebensmittel auswählen, desto mehr Koch- und Streichfett haben Sie zur Verfügung. Der Anteil der lebenswichtigen ungesättigten Fettsäuren sollte zwei Drittel der gesamten Fettmenge betragen.

Frische Kuhmilch und deren Produkte dürfen in Ihrem Speiseplan nicht fehlen. Weizengras kann, wie die Tabelle auf Seite 21 zeigt, durchaus mit dem Nährstoff-, Vitamin und Mineraliengehalt von Trinkmilch mithalten. Dies ist kein Wunder: Ist doch der Haupt-»Rohstoff« der Trinkmilch das auf den Wiesen wachsende Gras.

Tabelle: Nährstoffgehalt von Kuhmilch und Weizengrassaft

	100 ml frische Kuhmilch enthalten:	In 100 ml Weizengrassaft:
Eiweiß	3,2 g	22,5 g
Fett	3,7 g	–
Kohlenhydrate	4,6 g	46,6 g
Kalorien	64	283
Vitamin A	140 i. E	–
Vitamin B_1	0,04 mg	3,67 mg
Vitamin B_2	0,15 mg	26,5 mg
Vitamin B_6	0,05 mg	16,7 mg
Niacin	0,07 mg	93,8 mg
Panthotensäure	0,33 mg	30 mg
Vitamin B_{12}	in Spuren	0,33 mg
Folsäure	in Spuren	13,67 mg
Vitamin E	in Spuren	39,17
Vitamin D	in Spuren	35 mg
Biotin	in Spuren	13,33 mg
Natrium	75 mg	36,25 mg
Kalium	129 mg	4000 mg
Calcium	133 mg	641,7 mg
Magnesium	13 mg	131,2 mg
Mangan	0,002 mg	12,5 mg
Eisen	0,004 mg	72,5 mg
Kupfer	0,001 mg	71,3 mg
Phosphat	88 mg	64,25 mg
Sulfat	29 mg	259 mg
Chlor	105 mg	in Spuren

Die Rolle der Kohlenhydrate

60 ml Weizengrassaft enthalten 28 g komplexe Kohlenhydrate, dies entspricht 2,3 Broteinheiten (BE).

Kohlenhydrate sind wie die Eiweiße und Fette ebenfalls Energielieferanten. Ihr einfachster Baustein ist die Glucose (Traubenzucker). Alle Kohlenhydrate werden bei der Verdauung in Glucose umgewandelt und, falls sie nicht benötigt werden, als Glycogen in der Leber gespeichert. Dieses Glycogen wird bei Bedarf wieder aus der Leber mobilisiert und im Stoffwechsel verbraucht. Werden die Glycogen-Vorräte nicht vollständig verbrannt, werden sie in körpereigenes Fett umgewandelt und im Fettgewebe gespeichert.

Stärke ist ebenfalls ein Kohlenhydrat, es ist aus mehreren Zuckerbausteinen zusammengesetzt und ist deshalb ein »Polysaccharid«, ein Mehrfachzucker. Stärke ist immer in den pflanzlichen Lebensmitteln enthalten, beispielsweise in Obst, Gemüse, Getreideprodukten. Die Mehrfachzucker besitzen einen hohen Sättigungswert, weil sie erst zur Glucose abgebaut werden müssen. Erst dann können sie dem Stoffwechsel zugeführt werden. Ihr Anteil an der täglichen Ernährung sollte etwa 60 Prozent betragen, also mehr als die Hälfte der Energiezufuhr. Das bedeutet bei einem Energiebedarf von 2100 Kalorien pro Tag eine Menge von 300 g Kohlenhydraten. Davon sollten Sie wiederum den überwiegenden Teil in Form von komplexen Kohlenhydraten zu sich nehmen. Also essen Sie reichlich dunkles Brot oder Körnerbrot, reichlich Gemüse und Obst, Hülsenfrüchte, Kartoffeln, Vollkornreis, Vollkornnudeln und andere Vollkornprodukte wie Müsli oder Getreidekeime. Schränken Sie soweit wie möglich Ihren Konsum an raffinierten Zuckern ein. Raffinierter Zucker sind der Haushaltszucker, egal ob aus Zuckerrüben oder Zuckerrohr, und alle reinen Stärkeprodukte. Das sind das weiße Mehl (Type 405), Kartoffelstärke, Maisstärke, Reisstärke.

Ballaststoffe für eine gute Verdauung

60 ml Weizengrassaft enthalten 13 g Ballaststoffe in Form von Pektin. Die Ballaststoffe sind pflanzlichen Ursprungs und Mehrfachzucker, jedoch keine Energielieferanten. Sie sind unverdaulich, werden aber trotzdem benötigt, um den Darm in Schwung zu halten. Der Großteil der Ballaststoffe sind Zellulosen und Pektine. Ballaststoffe sind reichlich in allen Vollkornprodukten und in Obst und Gemüse enthalten. Weizenkleie ist die isolierte Zellulose der Weizenkörner, die Pektine aus dem Obst ermöglichen das Gelieren von Marmelade. Die tägliche Ballaststoffzufuhr sollte 30 g pro Tag betragen, unabhängig vom Körpergewicht und dem täglichen Energiebedarf. Die Hälfte davon sollten lösliche Ballaststoffe (Pektine, Hemicellulosen) sein.

Die Vitamine

Vitamine sind Substanzen, die der Körper, von wenigen Ausnahme abgesehen (Vitamin D und Niacin), nicht selbst herstellen kann: Sie müssen täglich mit dem Essen mitgeliefert werden. In einigen Fällen können Vitaminvorstufen, die Provitamine, im Körper in ihre Wirkform umgewandelt werden. So entsteht aus dem Provitamin A oder Beta-Carotin das Vitamin A. Vitamin D entsteht aus Vorstufen, die schon im Körper vorhanden sind, Vitamin K, Folsäure und Biotin werden zum Teil auch von den Darmbakterien produziert. Sie müssen aber auch noch zusätzlich über die Ernährung aufgenommen werden.

Die Vitamine werden im Gegensatz zu Eiweiß, Fett und Kohlenhydraten nicht als Energielieferanten oder zum Aufbau, Umbau oder Abbau von Organstrukturen gebraucht. Sie werden dafür benötigt, daß diese Vorgänge reibungslos ablaufen. Sie wirken als Bestandteile von Co-Enzymen. Co-Enzyme sind Substanzen, die an das aktive Enzym angelagert werden, damit dieses seine Aufgaben erfüllen kann. Sie haben wichtige Schlüsselrollen in einem oder mehreren Organsystemen und verschiedenen Körperfunktionen. Viele Vitamine sind als Co-Enzyme an der Wirkung der Enzyme beteiligt. Enzyme wiederum sind Substanzen, die chemische Abläufe im Körper ermöglichen.

Die Vitamine werden in fettlösliche und wasserlösliche Vitamine eingeteilt. Die fettlöslichen sind Provitamin A oder Beta-Carotin, Vitamin A, D, E und K; die wasserlöslichen sind die Vitamine des B-Komplexes (B_1, B_2, B_6, B_{12}, Folsäure, Niacin, Biotin), Pantothensäure und Vitamin C.

Die fettlöslichen Vitamine können im Gegensatz zu den wasserlöslichen im Körper gespeichert werden (meistens in der Leber). Dadurch ist allerdings auch eine Überdosierung möglich, besonders bei den Vitaminen A und D. In diesem Zusammenhang ist interessant, daß das Beta-Carotin der grünen Pflanzen, also auch das aus dem Weizengras, das im Körper zu Vitamin A aufgebaut wird, auch in großer Menge nicht toxisch (giftig) ist. Dies ist ein weiterer Beweis, wie gesund Weizengras ist. Die überschüssigen wasserlöslichen Vitamine werden über die Nieren ausgeschieden. Auch deshalb ist eine regelmäßige, tägliche Zufuhr notwendig, denn wasserlösliche Vitamine können nicht im Körper gespeichert werden. Jedes Vitamin kommt in zahlreichen Lebensmitteln in unterschiedlicher Menge vor, nicht jedes Lebensmittel enthält alle Vitamine.

Eine große Ausnahme ist das Weizengras (siehe Tabelle), das alle Vitamine in großen Mengen enthält. Durch Fehlernährung, also dem Mangel im Überfluß, besteht generell in der Bevölkerung eine Unterversorgung mit den Vitaminen A, B_1, B2, B6 und Folsäure. Der tägliche Genuß von nur 60 ml Weizengras gleicht diese Unterversorgung aus. Besonders hoch ist der Bedarf an Vitamin K während Schwangerschaft und Stillzeit. In der Schwangerschaft steigt er von 0,08 mg auf 7 mg und während der Stillperiode auf 13 mg täglich. Der Vitamin-K-Gehalt von Weizengras deckt auch diesen erhöhten Bedarf.

Tabelle: Vitamingehalt von Weizengrassaft

Name	Tagesbedarf	in 60 ml Weizengrassaft Sind Enthalten	Anteil am Tagesbedarf
Provitamin A (Beta-Carotin)	15 mg	10,7 mg	ca. 2/3
Vitamin D (Calciferol)	0,005 mg	21,0 mg	ca. 4000 x mehr
Vitamin E (Tocopherfol)	20–25 mg	23,5 mg	100%
Vitamin K (Phyllochinon)	0,08 mg	60 mg	ca. 7500 x mehr
Vitamin C (Ascorbinsäure)	150 mg	235 mg	ca. 1,5 x mehr
Vitamin B_1 (Thiamin)	1,4 mg	2,2 mg	1,6 x mehr
Vitamin B_2 (Riboflavin)	1,5 mg	15,9 mg	10 x mehr
Vitamin B_6 (Pyridoxin)	1,8 mg	10 mg	ca. 6 x mehr
Vitamin B_{12} (Cobalamin)	0,003 mg	0,2 mg	750 x mehr
Folsäure	0,4 mg	8,2 mg	20 x mehr
Niacin	18 mg	56,2 mg	3 x mehr
Biotin	0,1 mg	0,8 mg	8 x mehr
Pantothensäure	6,0 mg	18 mg	ca. 3 x mehr

Der Vitamingehalt der Lebensmittel nimmt durch Lagerung und Zubereitung ab, deshalb sollten die Lebensmittel so frisch wie möglich eingekauft und zubereitet werden.

Mineralstoffe und Spurenelemente

Mineralstoffe und Spurenelemente sind wie die Vitamine chemische Elemente, die in der täglichen Ernährung enthalten sein müssen, damit der Körper gesund bleibt. An Mineralstoffen braucht der Körper Natrium, Kalium, Calcium, Magnesium, Phosphat, Chlor, Sulfide und Sulfate (beides Schwefelverbindungen). Calcium, Phosphat und Magnesium sind notwendig für den Stoffwechsel der Knochen. Natrium, Chlor und Kalium regulieren den Wasserhaushalt und den osmotischen Druck in den Zellen und Körperflüssigkeiten. Sulfide und Sulfate sind Bestandteile von Aminosäuren. Alle Mineralstoffe sind in irgendeiner Form in die Stoffwechselprozesse eingebunden, genauso wie die verschiedenen Spurenelemente. Auch die Spurenelemente müssen dem Körper mit der täglichen Ernährung zugeführt werden. An Spurenelementen benötigt er Eisen, Jod, Fluor, Zink, Kupfer, Mangan, Chrom, Kobalt, Selen, Silicium, Vanadium, Nickel und Molybdän.

Die Mineralstoffe sind Mengenelemente, weil sie jeweils in einer Menge von mehr als 35 g im erwachsenen Organismus vorhanden sind. Die Spurenelemente kommen nur im Bereich von wenigen Milligramm (zum Beispiel Kobalt) bis zu wenigen Gramm (Eisen) beim Erwachsenen vor.

Tabelle: Gehalt an Mineralstoffen und Spurenelementen im Weizengrassaft

Name	Tagesbedarf	in 60 ml WG sind enthalten	Anteil am Tagesbedarf
Natrium	2000 mg	21,75 mg	ca. 1 %
Kalium	2000 mg	2400 mg	1/5 mehr
Calcium	800 mg	385 mg	ca. die Hälfte
Magnesium	300 mg	78,7 mg	ca. 1/5
Phosphat	1300 mg	385,5 mg	ca. 1/3
Sulfid, Sulfat	Mann = 5000 mg, Frau = 3000 mg	150 mg	ca. 3–5 %
Eisen	Mann = 10 mg, Frau = 18 mg	43,5 mg	Mann = 4 x mehr, Frau = 2,5 x mehr
Jod	0,2 mg	1,5 mg	7,5 x mehr
Zink	15 mg	3,7 mg	ca. 1/4
Kupfer	3,0 mg	42,8 mg	14 x mehr
Mangan	5 mg	7,5 mg	1,5 x mehr
Kobalt	0,005 mg	37,5 mg	7500 x mehr
Selen	0,1 mg	0,75 mg	7,5 x mehr

Weizengras enthält die Mengenelemente Kalium, Calcium, Natrium, Phosphat, Chlor, Magnesium und die Spurenelemente Eisen, Jod, Kobalt, Kupfer, Mangan, Selen und Zink. Im allgemeinen besteht bei der Bevölkerung vor allem ein Mangel an Eisen, Jod, Selen, Calcium und Kalium.

Der Vollständigkeit halber: Im Weizengrassaft sind nicht enthalten beziehungsweise wurden nicht gemessen:
- Chlor-Tagesbedarf: 3000–5000 mg
- Fluor-Tagesbedarf: 1 mg
- Molybdän-Tagesbedarf: 0,075–0,25 mg

- Chrom-Tagesbedarf: 0,05–0,2 mg
- Nickel-Tagesbedarf: 0,2–0,5 mg

Ohne Enzyme geht nichts

Enzyme sind wie hochqualifizierte Facharbeiter, die im Körper ganz spezielle Aufgaben haben. Sie sind unbedingt notwendig, damit alle Körpervorgänge reibungslos ablaufen. Sie kurbeln die Verdauung an, unterstützen das Immunsystem, sie sind an der Blutgerinnung beteiligt, um nur einige, ganz wichtige Aufgaben zu nennen. Enzyme sind Eiweißverbindungen, und sie wirken als Bio-Katalysatoren. Das heißt, sie setzen eine biologische Reaktion in Gang oder beschleunigen sie, ohne sich selbst dabei zu verändern. Es gibt Tausende von Enzymen mit ganz unterschiedlichen Strukturen. Genau diese Struktur legt fest, welche Reaktion sie im Stoffwechsel steuern. Viele Enzyme brauchen noch ein Co-Enzym, um richtig wirken zu können. Co-Enzyme sind häufig Abkömmlinge eines Vitamins, Mineralstoffs oder Spurenelements.

Enzyme sind hitzeempfindlich, bei Temperaturen ab 40° C zerfallen sie und können dann nicht mehr zuverlässig arbeiten, bei Temperaturen ab 70° C sterben sie ab. Jedes Lebensmittel enthält Enzyme verschiedener Art und Wirkungsweise.

Weizengras ist eine regelrechte Enzymfabrik, denn es braucht so viele, um zu wachsen und sich zu entwickeln. Etwa 30 ml Weizengrassaft entsprechen dem Gehalt an Enzymen, Spurenelementen, Mineralstoffen und Vitaminen, die in zwei Kilogramm frisch geerntetem grünem Gemüse enthalten sind. Wird Gemüse außerdem zu lange gelagert oder zu lange gegart, nimmt seine Enzymaktivität ab. In frisch gepreßtem Weizengrassaft sind Lipasen (Fett spaltende Enzyme), Proteasen (Eiweiß spaltende Enzyme), Amylasen (Stärke spaltende Enzyme) und die Enzyme Katalase, Peroxidase, Transhydrogenase, zytochrome Oxidase und Superoxiddismutase (SOD oder Orgotein) enthalten. Alle diese Enzyme wirken im inneren Stoffwechsel der Zellen mit. Transhydrogenasen sind für die muskuläre Spannung des Herzmuskels notwendig, SOD, Katalase und Peroxidase hemmen das Altern der Zellen, weil sie Freie Radikale einfangen, SOD wirkt auch schmerzstillend. Die Peroxidasen unterstützen auch das Immunsystem, die Katalasen sind für die periphere Durchblutung zuständig. Die zytochrome Oxidase wirkt als Antioxidans.

Sekundäre Pflanzenwirkstoffe

Weizengras ist, wie mehr oder weniger alle pflanzlichen Nahrungsmittel, reich an sekundären Pflanzenwirkstoffen. Es handelt sich um Farb- und Aromastoffe, Bitter-, Gerb- und Schleimstoffe, die sozusagen zum Immunsystem einer Pflanze gehören und sie vor Witterungseinflüssen, Umweltgiften und Krankheitserregern schützen. Eine ähnliche Schutzfunktion entfalten sie auch im menschlichen Körper. Man hat bisher über 6000 solcher Pflanzenwirkstoffe gefunden. Beispiele sind Senföle, Saponine und Flavonoide. Sie haben ähnliche Wirkungen wie die Enzyme, aber weshalb sie wie wirken, ist noch nicht hinreichend erforscht. Die Tabelle auf Seite 29 und 30 informiert über ihr Vorkommen und ihre Wirkung.

Tabelle: Sekundäre Pflanzenwirkstoffe

Pflanzenstoff	Vorkommen	Wirkung im Körper
Carotinoide (pflanzliche Farbstoffe)	Möhren (Beta-Carotin), Tomaten (Lycopin), grünes Blattgemüse	Zellschutz, Verringerung des Risikos von Herz-Kreislauferkrankungen und einiger Krebsarten, entzündungshemmend, stärken das Immunsystem

Pflanzenstoff	Vorkommen	Wirkung im Körper
Co-Enzym Q 10	Sojabohnen, Spinat	möglicherweise Zellschutz und Senkung der Blutfettwerte
Glukosinolate (schwefelhaltige Verbindungen)	Kohlgemüse, Senf, Meerrettich	Verringerung des Krebsrisikos, antibiotische Wirkung, Senkung des Cholesterinspiegels
Phytoöstrogene (pflanzliche Hormone)	Sojaprodukte, Leinsamen, Vollkornprodukte	Krebsvorbeugung, vermindern Beschwerden der Wechseljahre
Flavonoide (pflanzliche Farbstoffe)	Gemüse (Zwiebeln), Obst (Trauben, Beeren, Äpfel), Tee, Rotwein	Zellschutz, Vorbeugung von Herz-Kreislauferkrankungen; stärken das Immunsystem, regulieren den Blutdruck, wirken entzündungshemmend
Probiotika (Milchsäurebakterien)	Sauerkraut, fermentierte Gemüse, Joghurt	Verbesserung der Darmfunktion und der Verdaulichkeit
Phytosterine	Pflanzensamen, -keime und -öle	Senkung des Cholesterinspiegels, Verminderung des Risikos von Herz-Kreislauferkrankungen
Saponine (Bitterstoffe)	Hülsenfrüchte, Sojabohnen, Getreide, Knoblauch	Senkung des Cholesterinspiegels, Verringerung des Darmkrebsrisikos
Sulfide (schwefelhaltige Stoffe)	Knoblauch, Zwiebeln, Brokkoli, Grünkohl	verringern das Magenkrebsrisiko, antibiotische Wirkung, entzündungshemmend, Thromboseschutz, Cholesterinsenkend

Chlorophyll, der grüne Blutbildner

Etwa 60 ml Weizengrassaft enthalten sage und schreibe 42 g Chlorophyll. In 100 ml sind 70 g enthalten, das bedeutet, daß Weizengras zu 70 % aus Chlorophyll besteht. Angaben zum Tagesbedarf, etwa durch die Deutsche Gesellschaft für Ernährung (DGE), fehlen bislang. Bis heute ist keine Pflanze bekannt, die einen solch hohen Anteil an Chlorophyll aufweist.

> Der Wert des Chlorophylls für die Gesundheit spiegelt sich auch in den allgemeinen Ernährungsempfehlungen der Fachleute wider: Täglich vier Sorten Obst und/oder Gemüse, davon eine Sorte, die reich an Vitamin C ist, und eine Sorte, die reichlich Beta-Carotin enthält. Die dunkelgrünen und gelben Gemüsesorten enthalten reichlich Beta-Carotin, zusätzlich enthalten die dunkelgrünen Gemüse reichlich Eisen, Calcium, Folsäure und Vitamin C. Alle genannten Lebensmittel enthalten mehr oder weniger große Mengen an Chlorophyll.

Chlorophyll ist der grüne Farbstoff der grünen Pflanzen und Pflanzenteile. Das Chlorophyllmolekül ermöglicht es, die Sonnenenergie in chemische Energie umzuwandeln, es muß für diesen Prozeß anwesend sein. Dieser Vorgang heißt Photosynthese.

Die chemische Struktur des Chlorophylls ist der des menschlichen Hämoglobins, dem roten Blutfarbstoff, sehr ähnlich. Beide bestehen aus einem sogenannten Porphyrinring mit einem Zentralatom. Das Zentralatom des Chlorophylls ist Magnesium, das des Hämoglobins ist zweiwertiges Eisen. Im menschlichen Blut ermöglicht erst das Hämoglobin den Sauerstofftransport von den Lungen in die Gewebe und Zellen des Körpers. Der Austausch von Sauerstoff gegen CO_2 (Kohlendioxid) findet in den roten Blutkörperchen statt, die das Hämoglobin enthalten. Für die Synthese von Hämoglobin sind die Anwesenheit von Eisen, Kupfer, Calcium und die Vitamine C, B_6, B_{12}, Folsäure, K, A und Proteine erforderlich. Diese Komponenten sind reichlich in Lebensmitteln enthalten, die Chlorophyll enthalten. Weizengras enthält 70 Prozent Chlorophyll, und das junge, wachsende Weizengras besitzt alle Nährstoffe, die für die Hämoglobinbildung notwendig sind. Das Hämoglobin belädt sich, wie gesagt, mit Sauerstoff, gibt ihn in den Geweben ab, nimmt CO_2 auf und bringt es in die Lungen, über die es wieder ausgeatmet wird.

Die menschliche Atmung bedeutet also Aufnahme von Sauerstoff und Abgabe von Kohlendioxid. Die pflanzliche Atmung verläuft sozusagen umgekehrt. Sie bedeutet Aufnahme von Kohlendioxid und Abgabe von Sauerstoff. Wie kann Chlorophyll trotzdem den menschlichen Organismus mit Hämoglobin versorgen? Wird das Zentralatom Magnesium des Chlorophylls einfach gegen Eisen, das Zentralatom des Hämoglobins, ausgetauscht?

So einfach ist das leider nicht. Chlorophyll stimuliert und beschleunigt vielmehr die Produktion von Hämoglobin, und es findet kein simpler Austausch der Zentralatome statt. Schon 1936 berichtete der Arzt Dr. Patek, daß ein erhöhter Eisengehalt in der Nahrung allein nicht ausreicht, um den Gehalt des Bluts an Hämoglobin zu steigern. Erst die Anwesenheit von Chlorophyll beschleunigte die Bildung von Hämoglobin, wie bei der Eisenmangelanämie untersucht wurde.

Diese Beobachtungen wurden durch die moderne Forschung bestätigt. Chlorophyll ist auch erforderlich für die Synthese des Globins, die Eiweißkomponente des Hämoglobins. Chlorophyll fördert möglicherweise auch die Neubildung der roten Blutkörperchen, die das Hämoglobin transportieren, im Knochenmark.

Chlorophyll aus medizinischer Sicht

Schon seit Jahrhunderten wurden grüne Pflanzenteile benutzt, um die Wundheilung zu beschleunigen. Es war bekannt: Je grüner der verwendete Pflanzenteil ist, desto schneller heilt die Wunde ab. Unsere Mütter nahmen zum Beispiel die Blätter des Spitzwegerich, der am Wegrand wuchs, oder des Beinwell, zerkleinerten sie und legen diesen Brei auf die Wunde.

In den vierziger Jahren wurde Chlorophyll als desodorierendes, geruchsbindendes Element entdeckt und industriell genutzt. Von der Zahnpasta bis zum Schuhspanner, vom Bettlaken bis zur Windel und zum Kaugummi wurden alle Dinge, die mit der Dämpfung von Gerüchen verbunden sind, mit Chlorophyll versetzt. In der Folge wurde der therapeutische Wert des Chlorophylls von den Medizinern untersucht. Bis weit in die achtziger Jahre forschten sie nach Eigenschaften des Chlorophylls, die noch nicht erklärbar oder gar bekannt waren. Sie entdeckten aufregende Dinge: Chlorophyll

- beschleunigt die Wundheilung,
- fördert die Entgiftung,
- wirkt entzündungshemmend,
- bindet extremen Mundgeruch, der bei schweren Erkrankungen auftritt,
- reguliert Verdauungsprobleme,
- reduziert die Bildung von Darmgasen (Flatulenz),
- ist schmerzstillend,
- wirkt blutverdünnend,
- hemmt das Wachstum von Bakterien (bakteriostatisch),
- hat eine schwache Wirkung bei der Abtötung von Bakterien (bakteriocidal),
- ist wirksam gegen anaerobe Bakterien (solche, die ohne Sauerstoff leben können),

- hilft bei Parodontitis,
- hilft bei bakterieller Endocarditis (Herzbeutelentzündung),
- wirkt gegen Plaut-Vincent-Angina,
- bei akuten und chronischen Nebenhöhlenentzündungen,
- bei vaginalen Infektionen,
- bei Verletzungen des Mastdarms,
- bei Magengeschwüren,
- bei Colitus ulcerosa (chronische Dickdarmgeschwüre),
- und vereinzelt verbesserte es den Verlauf einer Pankreatitis (Bauchspeicheldrüsenentzündung).

Chlorophyll läßt auch großflächige Verbrennungen schneller heilen, es ist wirksam gegen Strahlenschäden durch UV-Strahlung und Röntgenstrahlen, gegen toxische Chemikalien, gegen krebserregende Umweltgifte wie Benzpyrene und Methylcholantren. Es verringert die schädlichen Auswirkungen von Tabakrauch, geröstetem Fleisch, Kohlenstaub und anderen krebserregenden Substanzen. Eine Wirkung von Chlorophyll gegen Viren und Pilzinfektionen, wie manchmal behauptet, wurde hingegen bisher nicht nachgewiesen.

Leider wird Chlorophyll heute nur noch selten in der Medizin angewendet. Die Pharmaindustrie und die Entwicklung anderer Medikamente ließen die Wirkungen von Chlorophyll in Vergessenheit geraten. Aber die Wundheilung ist dadurch nicht schneller geworden, noch heute ist die Behandlung langsam heilender Wunden ein großes Problem.

Das Geheimnis des Chlorophylls ist somit heute keines mehr, denn es wurde in den vierziger und fünfziger Jahren gründlich erforscht und wissenschaftlich belegt. Leider geriet dieses Wissen wieder in Vergessenheit. Erst in den achtziger Jahren wurden die Forschungen wieder aufgenommen, begünstigt durch ein wieder erwachendes Interesse an der Naturheilkunde und dem überlieferten volksheilkundlichen Erfahrungswissen.

Weizengras – grünes Lebenselixier

Stärkt Weizengras das Immunsystem?

Um Sie nicht lange auf die Folter zu spannen – ja, Weizengras stärkt das Immunsystem. Es wird vermutet, daß viele Heilwirkungen des Weizengrases vor allem darauf zurückzuführen sind, daß seine Inhaltsstoffe die körpereigenen Abwehrkräfte gegen Krankheitserreger und schädigende Umweltgifte mobilisiert und somit die Selbstheilungskräfte des Körpers stärkt. Aber wie funktioniert das?

Das Immunsystem ist ein kompliziertes Schutzsystem, das rund 10 Millionen verschiedene Angreifer bekämpfen kann. Es beschützt den Körper vor seinen inneren und äußeren Feinden. Die inneren Feinde sind die körpereigenen Abfallprodukte, die entsorgt werden müssen. Die äußeren Feinde sind Bakterien, Viren, Pilze, Gifte und Schadstoffe, die die Gesundheit des Körpers bedrohen.

Das Immunsystem ist ein äußerst komplexer und raffinierter Verband von mobilen und seßhaften Zellen. Da gibt es Killerzellen, Freßzellen, Helferzellen, Antikörper, Schutzglobuline und die Botenstoffe. Die Botenstoffe überbringen ihre Kampfinformationen den geeigneten Zellen. Alle arbeiten im Team, und ihre gemeinsame Aufgabe besteht darin, alles zu zerstören und zu entfernen, was den Körper schädigt oder bedroht.

Das Immunsystem muß immer perfekt funktionieren. Überlebt auch nur ein Virus von 1000, so hat er die Immunabwehr überlistet und kann sich in einer Zelle einnisten, sich vermehren und weitere Zellen in Besitz nehmen. Bestes Beispiel dafür ist das HI-Virus, das Aids verursacht und sich in die Zellen des Immunsystems einschleust, sich dort vermehrt und dann das gesamte Abwehrsystem unerbittlich außer Kraft setzt, bis es zusammenbricht. Dann wird sogar ein banaler Schnupfen zur Katastrophe.

Auch das Krebsgeschehen wird von manchen Wissenschaftlern als Folge eines außer Kontrolle geratenen Immunsystems erforscht. Möglicherweise steigt das Risiko, an Krebs zu erkranken, wenn die Immunabwehr geschwächt ist. So treten auch im Verlauf der Aids-Erkrankung häufig bösartige Tumoren auf.

Die Immunzellen werden in den Stammzellen des Knochenmarks, in der Thymusdrüse, die oben hinter dem Brustbein liegt, und in den Lymphknoten gebildet und erfüllen an ganz verschiedenen Orten im Körper ihre speziellen Aufgaben. Das Immunsystem hat im Körper keinen festen Standort, wie beispielsweise das Herz oder das Gehirn, sondern es ist überall.

Die meisten Immunzellen sind sehr kurzlebig und haben ein Durchschnittsalter von wenigen Tagen. Es müssen also ständig neue Immunzellen produziert werden. Damit diese neuen Zellen wissen, was sie nun bekämpfen sollen und was nicht, brauchen sie Informationen über die fremden Eindringlinge (die Antigene). Diese Informationen werden ihnen von den Gedächtniszellen des Immunsystems geliefert, die bis zu drei Wochen leben. Durch seine Gedächtniszellen hat das Immunsystem die Fähigkeit, sich an krankheitserregende Stoffe zu erinnern. Wenn wieder ein Feind (ein Antigen) den Versuch unternimmt, in den Körper einzudringen, erinnert sich das Immunsystem und produziert Antikörper, die den Angreifer unschädlich machen.

Das Immunsystem unterscheidet genau zwischen körpereigenen und körperfremden Zellen, die angegriffen und vernichtet oder entsorgt werden müssen. Diese Unterscheidung ist die spezifische Immunantwort. Sie wird durch chemische Botenstoffe an die jeweiligen Immunzellen überbracht. Die Botenstoffe koordinieren die Kommunikation mit dem gesamten

Immunsystem. Botenstoffe sind Zytokine, Interferone, Interleukine, Lymphokine. Man unterscheidet zwei Arten des Immunsystems, nämlich das angeborene und das erworbene Immunsystem. Die Immunzellen des erworbenen Immunsystems sind schon bei der Geburt vorhanden und ermöglichen das primäre Überleben des Organismus. Wäre das nicht der Fall, würde schon der erste Atemzug das Neugeborene töten. Im Laufe seines Lebens erwirbt der Mensch durch die Überwindung von Infektionskrankheiten und durch Impfungen weitere Abwehrkräfte.

> Das im Laufe des Lebens erworbene Immunsystem wird durch geeignete Maßnahmen gestärkt und verbessert. Dazu gehört zu allererst eine gesunde Ernährung, die kombiniert mit Weizengras oder Weizengrassaft zu einem Energiemix für eine gesunde und starke körpereigene Abwehr wird.

Allergien – das Immunsystem »läuft Amok«

Bei Allergien reagiert das Immunsystem zu heftig und nicht mehr angemessen. Harmlose Substanzen veranlassen es zu übertriebener Aktivität, die dem Körper Schaden zufügt. Allergien sind weit verbreitet, mittlerweile reagiert mindestens jeder Vierte allergisch. Allergene können sein: Umweltgifte, Inhaltsstoffe der Lebensmittel, chemische Zusätze, die den Lebensmitteln industriell zugefügt werden, Gräser- und Baumpollen, Schimmelpilze, Hausstaub, Tierhaare, Medikamente. Diese Stoffe sind eigentlich nicht gesundheitsschädlich, aber das Abwehrsystem sieht sie als Feinde an, die vernichtet werden müssen. Das Immunsystem gerät außer Kontrolle.

Umgekehrt kann das Immunsystem auch zu schwach sein, um Erreger oder Schadstoffe abzuwehren. Wann ist es zu schwach? Das läßt sich nicht so einfach feststellen. Noch gibt es keine Norm für die Anzahl der verschiedenen Immunzellen oder die Konzentration der Botenstoffe im Körper beziehungsweise im Blut.

Ein Defekt im Immunsystem wird immer dann vermutet, wenn jemand oft und lange an Infektionen leidet, wenn beispielsweise immer wieder Erkrankungen der Nase, des Rachens, der Ohren, der Lungen, der Haut, des Magens oder des Darms auftreten. Umweltgifte, Alkohol, Nikotin, falsche Ernährung, übermäßige Sonnenbestrahlung, Chemotherapie bei Krebs und die Behandlung mit Antibiotika schwächen ebenfalls die körpereigene Abwehr.

Wie stärkt Weizengrassaft das Immunsystem?

Magnesium, Zink, Mangan, Selen, Kupfer und Silizium stimulieren und unterstützen das Immunsystem. Von diesen Spurenelementen sind Zink zu einem Viertel, Mangan in anderthalbfacher und Selen in siebeneinhalbfacher Menge des Tagesbedarfs in vier Eßlöffeln Weizengrassaft (etwa 60 ml) enthalten.

Kupfer ist in 14facher Höhe des Tagesbedarfs in vier Eßlöffeln Saft enthalten; es beeinflußt möglicherweise die Histaminaktivität positiv. Histamine werden bei allergischen Reaktionen freigesetzt und verursachen Juckreiz. Histamine sind auch mitverantwortlich für die sichtbare Rötung und Schwellung bei Entzündungen. Das sind beeindruckende Fakten, die darauf hinweisen, wie gesundheitsfördernd Weizengrassaft ist. Schon um Ihr Immunsystem zu unterstützen, sollten Sie jeden Tag mindestens eine Portion (etwa 2 Eßlöffel) trinken.

Weizengrassaft kann noch mehr! Viele der Inhaltsstoffe können vor den sogenannten Freien Radikalen und vor Krebs schützen. Weizengrassaft hat eine antioxidative Wirkung.

Was sind Freie Radikale?

Freie Radikale sind aggressive Sauerstoffmoleküle, die im Stoffwechsel gebildet werden, aber auch von außen angreifen können, zum Beispiel durch UV-Strahlung, durch Luftverschmutzung. Bei andauernder Hektik und lange anhaltendem, negativem Streß stehen der Körper und sein Stoffwechsel unter ständiger Hochspannung. Auch dadurch entstehen Freie Radikale.

Bei den verschiedenen Stoffwechselprozessen entsteht unter anderem Sauerstoff, der die Zellatmung in Gang hält. Das Sauerstoffmolekül besteht aus zwei Atomen Sauerstoff (O_2), ein Freies Radikal besitzt nur ein Atom Sauerstoff (O). Stellen Sie sich Freie Radikale als wildgewordene Sauerstoffatome vor, die sich um jeden Preis wieder mit einem zweiten Atom vervollständigen wollen. Dabei sind sie äußerst aggressiv und rücksichtslos, es ist ihnen quasi egal, wo sie ihr fehlendes Sauerstoffatom herkriegen. Sie brechen es ohne Rücksicht auf Verluste aus den gesunden Zellen heraus. Freie Radikale schädigen auf diese Weise die Zellen und beschleunigen dadurch deren Alterung, sie schwächen das Immunsystem, und möglicherweise verändern sie sogar das Erbgut.

Was sind Antioxidantien?

Antioxidantien verhindern Schäden durch Freie Radikale. Sie bieten den Freien Radikalen den Ort, an dem sich zwei Atome zu Sauerstoff vereinen können. Der Vorgang der Oxidation ist Ihnen aus dem Alltag gut bekannt: Kupferdächer werden durch die Reaktion mit dem Luftsauerstoff grün, Messing läuft dunkel an, die Schnittflächen von Äpfeln oder Birnen verfärben sich, hellgrüne, pürierte Avocado wird dunkelgrau, Margarine, Butter und Öle werden durch den Sauerstoff der Luft ranzig. Die Lebensmittel verfärben sich nicht, wenn Sie einige Tropfen Zitronensaft zugeben, Fette werden nicht ranzig, wenn ihnen Vitamin E zugesetzt wird. Zitronensaft enthält Vitamin C und ist wie Vitamin E ein natürlicher Stoff gegen die Oxidation, also ein Antioxidans. Aber es gibt noch weitere natürliche Schutzmittel: Beta-Carotin, Selen, Kupfer und Schwefel. Vitamin C, Vitamin E, Beta-Carotin, Kupfer und Selen – alle sind reichlich im Weizengrassaft enthalten. Diese Stoffe sind die Schutzengel, die den Körper vor unumkehrbaren Schäden bewahren und auch vor Krebs schützen. Und Kupfer unterstützt die zelluläre Entgiftung des Bindegewebes von Freien Radikalen.

Kann Weizengras vor Krebs schützen?

Gesunde Zellen teilen sich nur dann, wenn ein Wachstumssignal sie dazu auffordert, beim Krebsgeschehen hingegen teilen sich die Zellen unkontrolliert. Antikörper, die sind Ihnen schon vom Immunsystem her bekannt, können die Krebszelle daran hindern, sich weiterhin ungehemmt zu teilen und zu wuchern. Ein Krebs beginnt zu wachsen, wenn die Wachstumssignale (Onkogene) durch krebserregende Substanzen (Kanzerogene) verändert werden (Mutation). Sobald eine gesunde Zelle in eine tumorbildende Zelle umgewandelt ist, übertragen die Onkogene diese Informationen auch auf alle Tochterzellen der befallenen Zelle. So entsteht erst eine kleine Ansammlung entarteter Zellen, die sich schneller als die normalen teilen und in das gesunde Zellgewebe des betroffenen Organs hineinwuchern. Sie entziehen sich den Kontroll- und Steuerungsmechanismen des Körpers und führen ein parasitäres Eigenleben. Sie konsumieren die Nährstoffe ihres Wirts und richten ihn zugrunde, weil sich die entarteten Zellen immer schneller vermehren und damit alle Energie für sich verbrauchen.
Die Wahrscheinlichkeit, an Krebs zu erkranken, nimmt mit

dem Alter zu, zwischen dem 30. und 40. Lebensjahr steigt dieses Risiko am stärksten an und bleibt hoch in jedem folgenden Lebensjahrzehnt. Fast die Hälfte aller Krebserkrankungen wird heute vollkommen geheilt, und auch die Überlebensrate verbessert sich ständig. Die individuelle Krebsanfälligkeit ist zum einen abhängig von den Erbanlagen. So ist bekannt, daß Frauen ein sehr viel höheres Risiko haben, an Brustkrebs zu erkranken, wenn ihre Mütter oder andere nahe weibliche Verwandte an dieser Krankheit litten. Deshalb spielen regelmäßige Früherkennungsuntersuchungen eine wichtige Rolle. Andere, und zwar vermeidbare Auslöser, sind ebenfalls bekannt und wissenschaftlich gesichert: übermäßige Sonneneinstrahlung (10 Prozent der Krebserkrankungen), Umweltgifte (etwa 10 Prozent der Krebserkrankungen), Viren, Alkohol, Chemikalien, Teer aus dem Tabakrauch (30 Prozent aller Krebserkrankungen) und falsche Ernährung (30 bis 35 Prozent aller Krebserkrankungen). Wirken sogar zwei, drei oder mehr solcher Auslöser zusammen, können Hautkrebs

Fast jede dritte Krebserkrankung wird durch falsche Ernährung verursacht. Die Häufigkeit der Krebserkrankungen könnte durch eine gesunde Ernährung um 35 Prozent gesenkt werden, wie Experten schätzen. Zu einer gesunden Ernährung gehört auf jeden Fall auch Weizengras, denn es enthält viele vor Krebs schützende Stoffe in großen Mengen. Beta-Carotin, Selen und Chlorophyll sind in der Lage, die Körperzellen vor krebserregenden Stoffen zu schützen. Beta-Carotin verringert das Risiko, an Hautkrebs, Lungenkrebs oder Eierstockkrebs zu erkranken. Selen stimuliert das Immunsystem und bewirkt dadurch, daß das Wachstum von Krebszellen im Frühstadium gehemmt wird. Die Tagesdosis darf 800 mg Selen nicht übersteigen, denn dann wirkt es toxisch. Diesen Wert werden Sie jedoch niemals mit Weizengrassaft erreichen, denn vier Eßlöffel enthalten knapp ein Milligramm.

oder Krebs der inneren Organe die tragische Folge sein. Hautkrebs ist bei Männern und Frauen die zweithäufigste Krebserkrankung, Lungenkrebs steht bei Männern an erster Stelle, bei den Frauen ist es Brustkrebs und an zweiter Stelle Lungenkrebs.

Das Chlorophyll hemmt krebsverursachende Mutagene, wie sie im Tabakrauch, in zu scharf gebratenem Fleisch oder in Rotwein vorkommen. Außerdem verringert es die Wirkung der Benzpyrene und des Methylcholantrens. Beide Substanzen sind polyzyklische aromatische Kohlenwasserstoffe und entstehen bei Verbrennungsprozessen. Die Konzentration der Benzpyrene beträgt im Winter das Zehnfache der Sommerwerte, weil im Winter mehr geheizt wird. Chlorophyll ist bei der Bekämpfung der Benzpyrene noch effektiver als Vitamin A, Vitamin C oder Vitamin E. Weizengrassaft hat den höchsten Chlorophyllgehalt aller grünen Pflanzen, mit dem Einnehmen von Weizengrassaft nutzen Sie seine krebsverhütenden Eigenschaften.

Weizengrassaft in der gesunden Ernährung

Es scheint so, als ob Weizengras ein Alleskönner ist. Weizengras enthält alle essentiellen Aminosäuren, alle Vitamine, alle wichtigen Mineralstoffe und Spurenelemente. Besonders bei Reduktionsdiäten, dem Heilfasten, der Ernährung bei chronischer Niereninsuffizienz und in der Ernährung der Veganer (diejenigen, die jedes tierische Eiweiß ablehnen) eignet sich Weizengrassaft, um Nährstoffdefizite auszugleichen.

Aber auch für die tägliche Ernährung ist Weizengrassaft eine Bereicherung, denn generell besteht in der Bevölkerung eine Unterversorgung mit den Vitaminen A, B1, B2, B6 und Folsäure, an den Mineralstoffen Calcium und Kalium, an den

Spurenelementen Jod und Eisen und an Ballaststoffen. Alle diese Nährstoffe sind zusammen mit den vielen anderen reichlich in schon vier Eßlöffeln Weizengrassaft enthalten.

Aspekt einer optimalen Ernährung

Seit dem zweiten Weltkrieg ist in den Industrieländern die Mangelernährung so gut wie überwunden. Es werden immer mehr Produkte tierischer Herkunft verzehrt, insbesondere Fleisch, Eier und Milchprodukte. Der Verbrauch an Alkohol und reinem Zucker steigt ebenfalls weiter an. Der Obstverzehr nimmt zwar zu, aber gleichzeitig nimmt der Verbraucher an Getreideprodukten, Kartoffeln und Gemüse ab.

> Insgesamt ist die Ernährung charakterisiert durch die Schlagworte: zu fett, zu viel, zu süß, zu viel tierisches Eiweiß und zu wenig Ballaststoffe und komplexe Kohlenhydrate. Gleichzeitig besteht eine Unterversorgung mit den lebenswichtigen Nährstoffen Vitamin A, B1, B2, B6, Folsäure, Calcium, Kalium, Jod und Eisen. Das beinhaltet das Schlagwort vom »Mangel im Überfluß«.

Heute besteht im westlichen Lebensraum ein erhebliches gesundheitliches Risiko nicht mehr durch echten Hunger, sondern durch die Überernährung, wie die Zunahme der sogenannten Zivilisationskrankheiten zeigt.
Die Folgen der ernährungsbedingten Krankheiten stehen an erster Stelle der Todesursachen. Der menschliche Körper braucht keinen Zucker, um gesund zu bleiben, er braucht die komplexen Kohlenhydrate wie Getreideprodukte, Gemüse und Kartoffeln.

Die Vollwert-Linie

Das Interesse an einer gesunden Ernährung besteht und bestand immer dann, wenn der Mensch das Gefühl hat, er kann seine Umwelt und seine Lebensbedingungen nicht mehr beherrschen, er fühlt sich ausgeliefert. So waren es im Zuge der industriellen Revolution Ernährungsphilosophen wie die Veganer (etwa um 1850 in England), die Anhänger von Waerlandt, Kollath, Bircher-Benner (in Europa) oder Kellog und Graham (in den USA), die eine naturnahe Ernährung und die Hinwendung zu einer natürlichen Lebensweise forderten. Wie berechtigt deren Forderungen waren, beweist die Gesundheit derjenigen, die sich gemischt vegetarisch ernähren. Sie haben weniger Herz- und Kreislauferkrankungen und niedrigere Blutfettwerte als der Durchschnitt der Bevölkerung, sie sind schlanker, und sie sind einfach gesünder. Eine gemischte vollwertige Ernährung ist eine Kostform, die weitgehend auf tierische Produkte verzichtet, die die Lebensmittel in ihrem Urzustand beläßt und sie möglichst nicht durch Lagerung und Kochen zerstört. Industriell hergestellte Fertigprodukte gehören nicht dazu. Wohl aber in Maßen Milch- und Milchprodukte, Eier, Fisch und Fleisch.

Die ovo-lacto-vegetabile Ernährungsweise besteht hauptsächlich aus Eiern (ovo), Milch (lacto), Milchprodukten und pflanzlichen (vegetabil) Produkten, schließt aber Fleisch und Fleischprodukte aus.

Living Foods Lifestyle

Damals waren Waerlandt, Kollath, Bircher-Benner und andere die Pioniere für eine gesunde Ernährung. Heute ist es die amerikanische Ärztin Dr. Ann Wigmore (1909–1994). Sie ist die Begründerin des »Living Foods Lifestyle« und hat die

Prinzipien der früheren »Wertstoffnahrung« übernommen und aktualisiert. Wirklich neu und revolutionär ist die Anwendung von frischem Weizengrassaft. Ann Wigmore war die erste Wissenschaftlerin, die seine Nutzung für die Optimierung der Ernährung propagierte und seine Wirkung zuerst an sich und ihren Nachbarn ausprobierte. 1968 gründete sie in Boston das Hippokrates Institut, in dem sie Hunderttausenden Hilfe suchenden Menschen durch eine Ernährungsumstellung und Nutzung von Weizengrassaft zu mehr Gesundheit verhalf.

In ihrem Weizengrasbuch (The Wheatgrass Book, erschienen 1985) schreibt sie über sich: »Der wahre Grund, Weizengrassaft auszuprobieren, war mein eigener Körper, der krank und schwach war … Wenige Wochen, nachdem ich begonnen hatte, den Saft von jungem Weizengras zu trinken und frische Keime und Gemüse zu essen, begann eine eitrige Colitis, die ich seit Monaten hatte und die medikamentös nicht behandelbar war, abzuheilen. Meine Energie und Tatkraft wuchsen, und ich fühlte mich wieder wohl.« Und weiter: »Ich bin sicher, daß viele der Degenerationen und Krankheiten, an denen wir heute leiden, durch den Mangel der Lebensmittel, die wir essen, an Vitalität und Leben verursacht wird.«

Von ihren früheren Nachbarn, die sie, als diese krank waren, ebenfalls mit frischem Weizengras versorgt hatte, berichtete sie: »Innerhalb weniger Wochen waren alle in der Lage, ihre Betten zu verlassen, und sie waren aktiver, als sie es je zuvor in den Jahren gewesen sind.«

Die Grundlagen des Living Food Lifestyle

Werner Kollath (Hygieniker, 1892–1970) gilt als Begründer der modernen Vollwerternährung. Schon 1942 erschien sein Hauptwerk »Die Ordnung unserer Nahrung«, 1950 erschien sein Werk »Der Vollwert der Nahrung und seine Bedeutung für Wachstum und Zellersatz«. Diesen beiden Büchern folgten noch einige, die sich ebenfalls mit diesem Thema auseinandersetzten.

Kollath unterschied noch Lebensmittel und Nahrungsmittel. Diese Unterscheidung ist heute nicht mehr gebräuchlich, beide Begriffe werden gleichwertig verwendet.

Er unterteilte die Nahrung in sieben Wertstufen:
Wertstufe 1: alle Arten von Nüssen (Erdnüsse zählen botanisch zu den Hülsenfrüchten) und Oliven
Wertstufe 2: alle Getreide
Wertstufe 3: Gemüsefrüchte (Tomaten, Gurken, Kürbis, Paprika, Melone), Beerenobst, Kernobst, Steinobst, Trauben, Honig
Wertstufe 4: alle anderen Gemüsesorten, Kräuter
Wertstufe 5: Eier, Fischrogen
Wertstufe 6: Milch
Wertstufe 7: Quellwasser, Luft

Mischungen aus den Wertstufen eins bis vier sind am besten für eine vollwertige Ernährung geeignet.

Diese Lebensmittel können mechanisch, fermentativ, durch Erhitzen, Konservieren oder Präparieren verändert werden:

1. Mechanisch verändern: Gewinnung von Pflanzenölen, Säften, Buttermilch, Molke, Butter, Rahm
2. Fermentativ verändern: durch Hefen, Milchsäurebakterien oder Gärung
3. Durch Hitze verändern: backen und kochen
4. Durch Konservieren verändern: Dauerbackwaren, Weißmehlerzeugnisse, sterilisieren, trocknen, räuchern und gefrieren
5. Durch Präparieren verändern: die Verarbeitung in der Lebensmittelindustrie

Die Veränderungsmethoden haben eine absteigende Wertigkeit. Das heißt, daß die Methode 1 am besten und die Methode 4 am wenigsten geeignet ist. Völlig ungeeignet im Sinne einer vollwertigen Ernährung ist die Methode 5.

Vollwertkost heute

Vollwertig essen bedeutet, daß der Körper alle Nährstoffe bekommt, die er braucht, und daß die Lebensmittel noch möglichst viele der Inhaltsstoffe enthalten, die sie von Natur aus haben.

Das Vollwert-Prinzip

Täglich sollte die Ernährung Lebensmittel aus den folgenden vier Hauptgruppen enthalten:
- Milch und Milchprodukte
- Gemüse und Obst
- Getreideprodukte
- Fleisch, Fisch, Eier, Hülsenfrüchte

Ein Viertel der Nahrung sollte aus rohem Obst und rohem Gemüse bestehen, ein Viertel aus Getreideprodukten, ein Viertel aus Milch und Milchprodukten und ein Viertel aus Fleisch, Fisch, Eiern und Hülsenfrüchten.

Unterschied zwischen Rohkost und Frischkost

Rohkost ist rohes, zerkleinertes Obst oder Gemüse. Frischkost sind alle Produkte, die nicht gegart oder erhitzt wurden, dazu gehören Sauermilch, Joghurt, frische Säfte, Getreideschrot, Haferflocken, frisches Müsli. Die Hälfte der Mahlzeiten sollte aus Rohkost, ein Viertel aus Frischkost bestehen. Zu dem vierten Viertel zählen dann Fleisch, Fisch, Eier und Hülsenfrüchte.

Die Lebensmittel sollen so naturbelassen, so naturrein und so frisch wie möglich sein. So naturbelassen wie möglich bedeutet, daß sie so schonend wie möglich zubereitet werden. Sie werden erst kurz vor dem Verzehr gewaschen, zerkleinert und schnellstmöglich gegart. Sie sind industriell nicht verändert oder bearbeitet worden und enthalten keine Zusatzstoffe.

So naturrein wie möglich bedeutet, daß die Lebensmittel aus biologischem Anbau oder artgerechter Haltung stammen. Obst und Gemüse wurden nicht überdüngt oder mit Pestiziden behandelt. Die Tiere, die das Fleisch, die Milch, die Eier liefern, wurden artgerecht gehalten und nicht mit Hormonen und Medikamenten behandelt. Tiere sind keine Produkte, sondern Lebewesen!

So frisch wie möglich heißt, daß die Lebensmittel nicht schon Tausende von Kilometern transportiert wurden oder tage- und wochenlang in Kühlhäusern lagern, bis der Verbraucher sie kauft.

Ann Wigmore's Ernährungskonzept

Ann Wigmore vereint in ihrem Ernährungskonzept die Empfehlungen von Werner Kollath und Howard Hay. Er setzte sich in den fünfziger Jahren in den USA für eine vernünftige, gesunde Ernährung ein. Bekannt geworden ist die Hay'sche Trennkost, bei der basische und saure Lebensmittel nicht zusammen verzehrt werden sollen, weil sie sonst das Gleichgewicht der Körpersäfte stören würden.

Sie empfiehlt, daß drei Viertel der täglichen Nahrung aus rohen Gemüsen, Obst und Sprossen bestehen sollen. Viele Menschen vertragen weder rohes Gemüse noch frische Getreidesprossen; sie bekommen davon Magen- und Darmbeschwerden. Um die Bekömmlichkeit zu verbessern, wendet sie die Methode der Fermentation an. Fermentation ist Ihnen auch als milchsaure Gärung bekannt. Sauerkraut, Mixed Pickles oder Joghurt und

Sauermilch sind durch die Gärung von Milchsäurebakterien entstanden. Fermentierte Lebensmittel sind leichter verdaulich, ihre Inhaltsstoffe werden rascher aufgenommen, und sie sind besser bekömmlich.

Das Ernährungskonzept von Ann Wigmore entspricht einer gesunden ovo-lacto-vegetabilen Vollwerternährung, die durch Weizengras noch zusätzlich aufgewertet wird. Zusätzlich empfiehlt sie, täglich Rejuvelac zu trinken. Dieses Getränk entwickelte sie in den sechziger Jahren. Es ist einfach herzustellen (siehe Seite 66) und ist sehr erfrischend. Sein Name ist aus den Wortsilben rejuve (verjüngen) und lac (lactobacillus = Milchsäurebakterium) entstanden. Rejuvelac ist die Flüssigkeit milchsaurer vergorener Weizenkeime. Es kann mit allen frischen Lebensmitteln gut gemixt werden.

Praxis Weizengras

Vom Weizengras zum Saft

In fast jedem amerikanischen Gesundheitsladen gibt es an der Safttheke frisch gepreßten Weizengrassaft. In Deutschland werden Sie darauf noch warten müssen. In gut sortierten Reformhäusern und Naturkostläden können Sie getrocknetes Weizengraspulver kaufen. Es ist jedoch relativ teuer und enthält viele der wertvollen Inhaltsstoffe des frischen Weizengrases, wie Vitamine und Enzyme, nicht mehr. Verwenden Sie das Pulver nur im Notfall, beispielsweise wenn Sie in den Urlaub fahren oder Sie Ihr eigenes Weizengras nicht selber anbauen können.

Mit etwas Geduld können Sie das Weizengras selber ziehen, um auf günstige Weise doch noch in den Genuß der Inhaltsstoffe dieser Wunderpflanze zu kommen.

Weizengras selbst anbauen

Weizengras gedeiht am besten, wenn es Wind und Wetter ausgesetzt ist. Die Wurzeln müssen sich kräftig ausbilden, um die Nährstoffe des Bodens aufzunehmen, die die Entwicklung des Weizengrases vorantreiben. Es dauert allerdings seine Zeit, bis Sie Ihr Weizengras ernten können. Vier Wochen müssen Sie schon veranschlagen. Der Aufwand lohnt sich, denn am Ende ernten Sie ein naturbelassenes Produkt.

Das benötigen Sie zum Eigenanbau:
- einen geeigneten Standort
- nährstoffreiche Erde
- Pflanzgefäße
- Folie
- weiches Wasser
- eine Gießkanne mit Brausekopf
- Gefäße, um die Weizenkörner anzukeimen
- Etiketten
- das Saatgut

Nehmen Sie Hartweizen oder Keimweizen aus ökologischem Anbau. Adressen nennen Ihnen die Verbände für biologisch-dynamischen Anbau. Haben Sie eine Sorte und einen Lieferanten gefunden, mit dessen Qualität Sie zufrieden sind, legen Sie sich ruhig einen größeren Vorrat an. Die Weizenkörner behalten jahrelang ihre Keimfähigkeit! Verwenden Sie auf keinen Fall sogenannten Qualitätssamen. Dieser ist mit allen erdenklichen Schädlingsbekämpfungsmitteln behandelt.

Der Standort
Am besten ist ein Platz, der leicht schattig ist. In der prallen Mittagssonne verbrennen die jungen Halme. Gut geeignet sind ein westlicher oder südwestlicher Standort. Das kann im Garten, auf Ihrem Balkon oder auf der Fensterbank sein. Wichtig ist, daß Ihre Pflänzchen genug Luft und Licht haben.

Die Erde
Optimal sind Kompost oder dunkle Walderde. Vielleicht haben Sie Freunde oder Bekannte mit eigenem Garten, die Ihnen gerne etwas Kompost schenken. Wenn nicht, besorgen Sie sich welchen Gärtnerei oder beim Garten- und Friedhofsamt Ihres Wohnorts. Walderde holen Sie sich im Mischwald.

WICHTIG

Ackererde ist ungeeignet, sie ist wahrscheinlich durch intensive Nutzung überdüngt und ausgelaugt. Handelsübliche Blumenerde ist völlig ungeeignet, denn sie ist durch Erhitzen sterilisiert worden und enthält keine Nährstoffe mehr. Es gibt natürlich auch gedüngte Blumenerde, aber die ist für Ihr Weizengras auch nicht das richtige.

Die Pflanzgefäße

Jedes Gefäß ist geeignet, egal ob aus Kunststoff oder Terrakotta. Es sollte etwa 6 bis 8 cm hoch sein und in der Fläche mindestens einem mittelgroßen Blumentopf entsprechen, je nachdem, wieviel Weizengras Sie anpflanzen wollen. Fragen Sie in Ihrer Gärtnerei nach geeigneten Gefäßen.

Die Folie

Nachdem Sie Ihre gekeimten Körner ausgesät haben, werden sie mit Folie abgedeckt. Das geht am besten mit den blauen oder schwarzen Müllsäcken, die Sie sich vorher passend zurechtschneiden.

Das Wasser

Das Weizengras bevorzugt weiches Wasser. Erkundigen Sie sich bei Ihrer Gemeinde, welche Wasserhärte Ihr Leitungswasser hat. Wahrscheinlich wird es eine Wasserhärte von 2 oder 3 Grad haben. Die Wasserhärte gibt an, wieviel Kalk im Wasser gelöst ist.

Sie können das Wasser abkochen, das verringert etwas den Kalkgehalt, ist aber nur für Gegenden mit Wasserhärte 2 zu empfehlen. Oder Sie schaffen sich einen Wasserenthärter an, den gibt es in Haushaltsgeschäften, Apotheken, Reformhäusern, Warenhäusern. Damit bereiten Sie sich Ihr Gießwasser selber zu.

Wasserhärte 1 ist weiches Wasser, Härtegrad 2 ist mittelhartes Wasser, Härtegrad 3 ist hartes Wasser, und Härtegrad 4 ist sehr hartes Wasser. Weiches Wasser ist selten, in den meisten Gegenden steht Ihnen Wasser mit Härtegrad 2 oder 3 zur Verfügung.

EXTRATIP
Wenn Sie das Wasser entkalken, können Sie dieses auch gleich zur Zubereitung Ihres Tees oder Kaffees oder aber auch für das Dampfbügeleisen verwenden.

WICHTIG
Entmineralisiertes Wasser oder Batteriewasser ist ungeeignet, es enthält natürlich keinen Kalk, aber wie der Name schon sagt, auch keine Mineralien mehr. Regenwasser ist ebenfalls nicht unbedingt geeignet, weil die Schadstoffe der Luft darin gelöst sind. Nur in landwirtschaftlichen Regionen, wo es wenig Autoverkehr und Industrie gibt, ist es brauchbar.

Das Ankeimgefäß
Bevor Sie die Weizenkörner aussäen, müssen sie zum Keimen gebracht werden. Dafür benötigen Sie einen ein bis zwei Liter fassenden Behälter, der lebensmittelgeeignet ist. Das kann Glas sein, auch die Vorratsdosen aus Kunststoff sind verwendbar.

Die Etiketten

Es ist praktisch, wenn Sie Ihre Pflanzgefäße kennzeichnen. Dafür benötigen Sie Etiketten, die Sie mit dem Datum der Aussaat beschriften. Dann haben Sie immer den Überblick, wie weit Ihr Anbau fortgeschritten ist.

So wird's gemacht:

1. Ankeimen

Die Weizenkörner einmal gründlich unter fließendem Wasser abspülen, dann in das passende Ankeimgefäß geben und in der doppelten Menge lauwarmem Wasser zehn bis zwölf Stunden einweichen. Das Gefäß mit einem Baumwolltuch abdecken und mit einem Gummiband verschließen. Das Gefäß an einen dunklen Ort stellen. Dann die Körner auf ein breites Sieb oder einen Gemüseseiher abgießen und gründlich abbrausen. Anschließend die feuchten Körner in das Gefäß zurückgeben und das Gefäß gut verschließen. Stellen Sie das Gefäß schräg, damit die Keime genug Platz haben.

Diesen Vorgang wiederholen Sie alle zwölf Stunden, am besten morgens und abends. Nach etwa drei bis vier Tagen ist der Keimling halb so lang wie das Korn. Jetzt ist der Zeitpunkt der Aussaat gekommen.

2. Aussaat

Zunächst die Pflanzgefäße vorbereiten: Jedes Gefäß mit datierten Etiketten kennzeichnen, dann die Erde drei bis vier Zentimeter hoch einfüllen. Lassen Sie einen Gießrand von zwei bis drei cm frei. Die gekeimten Weizenkörner aus ihrem Behälter nehmen und lose auf der Erdoberfläche verteilen. Sie sollen dicht an dicht liegen, aber nicht übereinander.

Das Saatgut samt Erde vorsichtig gießen. Optimal ist dafür eine Gießkanne mit Brausekopf. Die Erde soll gleichmäßig feucht, auf keinen Fall durchweicht sein.

3. Anzucht

Die Pflanzgefäße mit Folie abdecken. Die Folie mit Gummi-band oder Klebestreifen befestigen. Stechen Sie ein paar Löcher in die Oberfläche, damit Ihre Keimlinge noch Luft kriegen. Stellen Sie die bepflanzten Gefäße drei Tage an einen dunklen, warmen Ort. Die Temperatur soll etwa 20° C betragen. Am vierten Tag die Folie entfernen und die Erde wieder anfeuchten. Bringen Sie die Pflanzschalen nun an den vorge-sehenen Standort. Je nach Bedarf täglich oder alle zwei Tage gießen. Gießen Sie das Wasser vorsichtig an die Halmansätze, und achten Sie darauf, daß Sie Ihre Pflanzen nicht ertränken. Die Erde darf nicht austrocknen, aber sie darf auch nicht zu feucht werden.

Abhängig vom Standort und den Wachstumsbedingungen sind die Weizengrashalme nach etwa sieben bis neun Tagen etwa zehn bis zwölf Zentimeter und nach zwölf bis vierzehn Tagen etwa fünfzehn Zentimeter lang.

TIP

Ann Wigmore empfiehlt, dem Gießwasser Algenpulver zuzusetzen. Das verbessert die Bodenqualität, und das Weizengras erhält einen besonders intensiven süßlichen Beigeschmack. Algenpulver erhalten Sie im Reformhaus, im Naturkostladen oder auch in asiatischen Lebensmittelgeschäften.

4. Ernte

Mit einer scharfen Schere oder einem scharfen Messer ernten Sie Ihr Weizengras. Ernten Sie nur einmal, und schneiden Sie nur soviel ab, wie Sie benötigen. Haben Sie aus Versehen zuviel abgeschnitten, ist das nicht so tragisch. Geben Sie es in einen großen Tiefkühlbeutel, so daß das Weizengras sich etwas ausbreiten kann, blasen Sie ihn kräftig auf – so als wollten Sie einen Luftballon aufblasen –, und verschließen Sie den Beutel sofort. So können Sie das Weizengras im Gemüsefach des Kühlschranks für ein paar Stunden aufbewahren.

EXTRATIP

Eine Handvoll Weizengras entspricht einer Menge von etwa 80 g und ergibt ungefähr 60 ml Saft. Probieren Sie aus und messen Sie ab, wieviel Sie für Ihren eigenen Tagesbedarf brauchen.

Wenn es mit dem Eigenanbau nicht klappt

Trotz aller Sorgfalt und Umsicht kann es passieren, daß das Weizengras nicht richtig wachsen will.

- Die Weizenkörner schimmeln: Die Ursachen können minderwertiges Saatgut sein, die Körner wurden zu lange eingeweicht, oder die Erde ist zu feucht. Werfen Sie alles weg, und setzen Sie eine neue Aussaat an.
- Die Erde schimmelt: Das Pflanzgefäß steht zu warm. Werfen Sie alles weg, setzen Sie eine neue Aussaat an, und suchen Sie einen besser geeigneten Platz.
- Die Erde ist trocken, obwohl Sie regelmäßig gießen: Der Standort hat zu viel direkte Sonne. Stellen Sie die Weizengrastöpfe an einen halbschattigen, aber hellen Platz.
- Das Weizengras wächst nur kümmerlich: Es hat zu wenig Licht. Stellen Sie es an einen helleren Ort.
- Die Spitzen des Weizengrases verfärben sich gelblich: Die Erde hat nicht genügend Nährstoffe. Verwenden Sie eine bessere Erde, und setzen Sie am besten eine neue Aussaat an.

Weizengrassaft selber pressen

Sie haben Ihr Weizengras erfolgreich geerntet, wie geht es nun weiter? Natürlich können Sie die jungen Halme einfach gut durchkauen, den Saft herunterschlucken und das Gras ausspucken. Sie werden bestimmt eine halbe Stunde lang kauen müssen, um eine Einzeldosis von zwei Eßlöffeln Saft zu erhalten. Es ist erheblich einfacher, eine Weizengrassaftpresse zu benutzen und dann den Saft zu trinken. Eine Weizengrassaftpresse funktioniert ähnlich wie ein altmodischer Fleischwolf und sieht auch so ähnlich aus.

Sie ist aus rostfreiem Guß-Edelstahl, hat eine Handkurbel und läßt sich problemlos an einer Arbeitsfläche festschrauben.

Mit der Weizengrassaftpresse lassen sich auch schonend eingeweichte Getreidekörner, Keime und Sprossen, eingeweichte Nüsse oder Gemüse und Obst entsaften. Sie ist im Reformhaus, im Naturkostladen oder über den Spezialversandhandel (siehe Seite 142) erhältlich.

Verwenden Sie keinen Mixer oder andere haushaltsübliche Entsafter oder Küchenmaschinen. Durch die schnell rotierenden Messer oder Stahlscheiben entsteht Reibungshitze, diese schädigt die Vitamine, die Enzyme und das Chlorophyll.

Täglich einen Vitamin-Cocktail

Trinken Sie den frisch gepreßten Weizengrassaft sofort, denn wenn Sie ihn zu lange stehen lassen, oxidiert er mit dem Sauerstoff der Luft, und er verliert seine wertvollen Inhaltsstoffe.

Wenn Sie Weizengrassaft für ein Rezept oder eine Anwendung

benötigen, stellen Sie erst alle Zutaten bereit, bevor Sie Ihre benötigte Menge Weizengrassaft pressen. Mit der Zeit werden Sie abschätzen können, wieviel Gras Sie ernten müssen.

Richtig angebautes Weizengras schmeckt süßlich herb und erinnert im Geschmack an den Geruch von frisch gemähtem Gras. Hat es einen faden oder bitteren Geschmack, so sollten Sie eine andere Erde zur Anpflanzung nehmen. Der Geschmack läßt sich auch verbessern, wenn Sie Algenpulver direkt in die Pflanzerde mischen und das Gießwasser ebenfalls mit dem Algenpulver versetzen.

Wenn es Ihnen zu Anfang schwerfällt, wegen des ungewohnten Geschmacks den Weizengrassaft zu trinken, mixen Sie ihn mit verschiedenen Obstsäften, oder nehmen Sie Ihren Saft wie eine Medizin mit einem Löffel ein. Bedenken Sie: Weizengrassaft ist ein Therapeutikum für Sie und Ihren Körper. Die ideale tägliche Trinkmenge des Weizengrassaftes sind 30 bis 90 ml, also im Mittel ungefähr 60 ml.

Weizengrassaft genießen

- Trinken Sie anfangs ein halbes Schnapsgläschen Weizengrassaft, und erhöhen Sie die Menge schrittweise, bis Sie sich an den Geschmack gewöhnt haben.
- Trinken Sie in Ruhe und im Sitzen, stellen Sie sich vor, wie seine Inhaltsstoffe Ihren Körper verwöhnen. Trinken Sie Ihre tägliche Portion ein bis zwei Stunden nach einer Mahlzeit. Die nächste Mahlzeit sollte frühestens nach einer halben Stunde stattfinden, damit der Weizengrassaft pur aufgenommen und nicht durch andere Nährstoffe behindert wird.
- Wollen Sie Weizengrassaft auf nüchternen Magen einnehmen, dann trinken Sie eine halbe Stunde vorher ein Glas

warmes Wasser, das mit etwas Apfeldicksaft, Birnendicksaft oder Zitronensaft gemischt ist. So bereiten Sie den Magen-Darm-Trakt optimal auf den Weizengrassaft vor.

Frucht- und Gemüsesaft – ideal zum Mixen

Beim Mixen und Ausprobieren sind Ihrer Phantasie keine Grenzen gesetzt. Genießen Sie den Weizengrassaft pur oder kombiniert mit frisch gepreßten Obst- oder Gemüsesäften. Würzen Sie mit etwas Honig, Zitronensaft, Minze, Basilikum, Dill, Kerbel, Paprika, Pfeffer, Tabasco, Ingwer, Vanille – was auch immer Ihnen einfällt. Werden Sie kreativ, und entdecken Sie ganz neue Geschmacksvariationen. Setzen Sie Rejuvelac zu, und probieren Sie aus, in welchen Kombinationen Ihnen der Weizengrassaft am besten schmeckt. Wichtig ist, daß Sie frisches Obst und Gemüse zum Pressen verwenden. Zur Not tun es aber auch hochwertige Fertigsäfte aus dem Reformhaus. Stellen Sie immer den Weizengrassaft erst zum Schluß her, und mixen Sie ihn dann sofort unter den Saft.

■ Bloody Ann
Zutaten für 1/4 l:
2–3 reife Tomaten
1 Orange
60 ml Weizengrassaft
1–2 Spritzer Tabasco
Die Tomaten im Entsafter entsaften, die Orange halbieren und auspressen. Mit dem Tabasco würzen und dem Weizen-grassaft vermischen, dann servieren.

■ Möhren-Apfel-Drink

Zutaten für 1/4 l:

1 große Möhre

1 großer Apfel

Saft 1/2 Zitrone

1 Messerspitze oder nach Geschmack Ingwerpulver

60 ml Weizengrassaft

Die Karotten und den Apfel in den Entsafter geben. Den Saft mit dem Zitronensaft und Ingwerpulver würzen. Mit dem Weizengrassaft vermischen und in ein Glas füllen. Eventuell mit Eiswürfel servieren.

■ Rettich-Gurken-Mix

Zutaten für 1/4 l:

1/2 Rettich

1/2 Salatgurke

Salz und schwarzer Pfeffer nach Geschmack

60 ml Weizengrassaft

1 Teelöffel Dill, frisch gehackt

Den Rettich und die Gurke in kleine Stücke schneiden und in den Entsafter geben, salzen und pfeffern. Den Weizengrassaft untermischen und in einem Glas mit dem Dill garniert servieren.

■ Muntermacher

Zutaten für 1/4 l:

250 g Kürbis

250 g Melone (beliebiger Sorte)

1 Sellerieknolle

60 ml Weizengrassaft

Den Kürbis, die Melone und den Sellerie nacheinander im Entsafter auspressen. Mit dem Weizengrassaft mischen und sofort servieren.

■ **Erdbeer-Orangen-Cocktail**

Zutaten für 1/4 l:

200 g Erdbeeren
1–2 Orangen
1 Teelöffel Vanillezucker
60 ml Weizengrassaft

Die Erdbeeren im Entsafter auspressen. Die Orangen halbieren und auspressen. Erdbeer- und Orangensaft mit dem Vanillezucker verrühren. Den Weizengrassaft untermischen. In ein Glas geben und gleich trinken.

■ **Beeren-Stärke**

Zutaten für 1/4 l:

100 ml Holundersaft
100 ml Traubensaft oder Johannisbeersaft
60 ml Weizengrassaft

Alle Säfte in einem Glas kräftig mixen und mit Eiswürfel sofort servieren.

■ **Tropical Dream**

Zutaten für 1/4 l:

1/4 Ananas
1 Banane
1 kleine Mango
60 ml Weizengrassaft

Die Ananas, die Banane und die Mango entsaften. Den Weizengrassaft sofort unterrühren und im Glas servieren.

Kräutertees für zwischendurch

Um den täglichen Bedarf an Flüssigkeit zu decken, sollten Sie pro Tag mindestens 1,5 bis 2 Liter trinken. Nur dann werden die Nieren gut durchspült, Giftstoffe und Schlackenprodukte wieder ausgeschieden. Mit 60 ml Weizengrassaft bleiben Sie natürlich weit unter dieser Menge. Vor allem Frauen trinken zu wenig, da bei ihnen das Durstgefühl weniger stark ausgeprägt ist als bei Männern. Zur Deckung des Flüssigkeitsbedarfs dürfen Sie natürlich Kaffee, schwarzen Tee oder gar alkoholische Getränke nicht mitrechnen, denn diese entziehen dem Körper mehr Flüssigkeit, als sie ihm zuführen. Deshalb ist die Sitte in den Mittelmeerländern so sinnvoll, zum Mocca ein Glas Wasser zu servieren. Der »Nachdurst« nach übermäßigem Alkoholkonsum ist ein typisches Zeichen für eine Unterversorgung mit Wasser. Neben Rejuvelac, dem fermentierten Saft aus gekeimten Weizenkörnern, sind Mineralwasser, Fruchtsäfte und Gemüsesäfte ideale Alternativen. Wegen des Kaloriengehaltes in Obst- und Gemüsesäften sollten sie zum Durststillen mit Wasser verdünnt werden; ein Teil Saft plus zwei Teile Wasser.

Kalte oder heiße Teeaufgüsse oder Abkochungen aus Kräutern, Wurzeln und Gewürzen entfalten zusätzlich eine Heilwirkung und können den Effekt des Weizengrases positiv verstärken.

WICHTIG

Bitte bedenken Sie, daß Heiltees, wie der Name schon sagt, medizinisch wirken. Trinken Sie deshalb von einer Sorte nur 2–3 Tassen pro Tag, und wechseln Sie öfters die Sorte. Wählen Sie aus der Tabelle die Sorte, die Ihnen guttut.

Tabelle: Heiltees von A bis Z

Anis	schleimlösend
Apfelschalentee	beruhigend
Baldrian	beruhigend, schlaffördernd
Bärentraubenblätter	magenberuhigend, Harnsäure lösend
Birkenblätter	entwässernd, entgiftend
Brennessel	blutreinigend, entschlackend
Eichenrinde	gegen Durchfall
Enzianwurzel	kreislaufanregend, verdauungsfördernd
Fenchel	gegen Blähungen, krampflösend
Gänsefingerkraut	krampflösend, entspannend
Goldrutenkraut	harntreibend
Grüner Hafertee	Harnsäure senkend
Hagebutte	entwässernd, anregend
Heidelbeeren	gegen Durchfall
Honigklee	entkrampfend, beruhigend, Lymphe anregend
Holunderblüten	schweißtreibend, entgiftend, abwehrsteigernd
Huflattich	schleimlösend
Johanniskraut	aufheiternd, schlaffördernd
Kamille	entzündungshemmend, schmerzstillend, krampflösend, beruhigend, gegen Übelkeit
Kümmel	gegen Blähungen, verdauungsfördernd
Lapacho	entgiftend, immunanregend, antimikrobiell
Lindenblüten	schweißtreibend, entgiftend, abwehrsteigernd
Löwenzahn	verdauungsfördernd, entschlackend
Mariendistel	verdauungsfördernd, die Leber stärkend
Melisse	beruhigend, entspannend, schlaffördernd, gegen Übelkeit
Orangenblüten	entspannend, beruhigend
Pfefferminze	schmerzstillend, verdauungsfördernd, entspannend, gegen Übelkeit

Rosmarin	anregend, durchblutungsfördernd
Salbei	entzündungshemmend, schleimlösend, schmerzstillend, schweißhemmend
Spitzwegerich	schleimlösend
Wermut	verdauungsanregend
Wilder Thymian	desinfizierend, schleimlösend, entgiftend, anregend
Zinnkraut	harntreibend, entwässernd

Gesund und fit mit Weizengrassaft

Schritt für Schritt die Ernährung umstellen

Bevor Sie sich entschließen, sich nach Ann Wigmores Ernährungsprogramm (Living Foods Lifestyle) zu richten, überprüfen Sie Ihre Lebensgewohnheiten.

Wenn Sie jeden Tag ungefähr 60 ml frisch gepreßten Weizengrassaft trinken, tun Sie bereits viel für Ihre Gesundheit. Die positiven Effekte des Weizengrases werden allerdings wieder etwas »entkräftet«, wenn Sie nicht gleichzeitig Ihre Ernährungsgewohnheiten auf eine möglichst vollwertige Kost mit einem hohen Anteil an Living Foods umstellen. Viele Menschen scheuen sich vor Veränderungen Ihnen bestimmte Ernährungsgewohnheiten lieb geworden und mit angenehmen Gefühlen und Erinnerungen verbunden sind. Was wäre der Sonntag ohne den Braten und den Kuchen am Nachmittag, was wäre Weihnachten ohne die (zugegeben fette) Gans? Sekt an Silvester, Punsch in der Adventszeit und die kühle Maß Bier mit Freunden im Biergarten – das alles streichen?

Zur Veränderung der Ernährungsgewohnheiten können Sie sich auf vielerlei Weise helfen und anregen lassen.

- Gehen Sie zum Essen zur Abwechslung in ein Vollwertrestaurant und lassen sich überraschen, was es dort Gutes gibt.
- Besuchen Sie einen Naturkostladen, schauen Sie sich das Warenangebot an, und probieren Sie das eine oder andere aus. Lernen Sie eine neue Welt der Lebensmittel kennen.
- Stöbern Sie in der Buchhandlung in den unzähligen Kochbüchern zur Vollwerternährung, oder leihen Sie sich eines aus der Stadtbücherei aus.
- Bereiten Sie einige der Gerichte zu, Sie werden ganz neue Geschmackswelten erleben.
- Probieren Sie morgens mal ein Müsli aus, kaufen Sie sich Sprossen, und mischen Sie die zarten Keime unter den Salat, oder essen Sie sie pur auf dem Brot.
- Vollziehen Sie die Umstellung schrittweise, lassen Sie Ihrem Körper Zeit, sich umzugewöhnen – und Ihrer Familie auch.
- Ersetzen Sie Schritt für Schritt die minderwertigen Lebensmittel durch hochwertige. Vollkornbrot anstelle von weißem Toastbrot, Roggenbrötchen anstatt Croissants, Müsli anstatt Marmeladenbrot.
- Essen Sie reichlich Rohkost und Frischkost vor Ihren Hauptgerichten.
- Verringern Sie den Fettverbrauch, und bevorzugen Sie fettarme Produkte.
- Konzentrieren Sie sich bei den Mahlzeiten auf das Essen, kauen Sie gründlich, essen Sie langsam, und hören Sie beim ersten Sättigungsgefühl sofort auf.

Nach einiger Zeit werden Sie sich an die »neue« Ernährung gewöhnt haben, und auch Ihr Körper wird es Ihnen danken. Wenn Sie nach einiger Zeit Bilanz ziehen, werden Sie feststellen: Sie haben bestimmt mehr Schwung und Energie. Der tägliche Weizengrassaft hat Ihr Immunsystem angekurbelt, Verdauungsbeschwerden gehören der Vergangenheit an, Müdigkeit und Schlappsein sind wie weggeblasen.

WICHTIG

Das Prinzip: viel Living Foods

- Eine der Hauptkomponenten ist der Powersaft aus Weizengras.
- Lebensmittel aus kontrolliertem ökologischen Anbau wählen.
- Viel Rohkost, Keimlinge und Sprossen essen.
- Nahrungsmittel fermentieren oder mit Rejuvelac zubereiten.

Rejuvelac – der fermentierte Powertrunk

Rejuvelac ist der fermentierte, durch milchsaure Gärung entstandene Saft aus gekeimten Weizenkörnern. Auch Sauerkraut oder Joghurt entstehen durch milchsaure Gärung. Fermentierte Lebensmittel spielen bei Ann Wigmores Living Foods Lifestyle eine wichtige Rolle. Die Fermentation spaltet komplexe Nahrungsbausteine wie Kohlenhydrate, Eiweiß und Fett bereits in einfachere Bestandteile auf. Diese können dann vom Organismus leichter aufgenommen werden. Ann Wigmore empfiehlt, täglich einen Liter Rejuvelac zu trinken.

Rejuvelac zubereiten

Sie brauchen Weichweizenkörner aus biologisch-dynamischem Anbau, weiches Wasser und ein stabiles Gefäß.

1. Geben Sie eine Tasse (etwa 200 g) Weichweizenkörner in einen Liter Wasser. Warten Sie, bis die Körner zu Boden gesunken sind. Die Körner, die noch an der Oberfläche schwimmen, entfernen.
2. Lassen Sie die Weizenkörner auf einem Sieb abtropfen, und

füllen Sie die Körner dann in ein größeres, stabiles Gefäß. Geben Sie soviel Wasser hinzu, daß die Körner etwa mit der doppelten Menge Wasser bedeckt sind. Verschließen Sie das Gefäß mit einem Baumwolltuch und stellen es 48 Stunden an einen warmen, dunklen Ort.

3. Am dritten Tag ist der Rejuvelac fertig. Er perlt leicht und ist säuerlich im Geschmack. Seihen Sie ihn ab, bewahren Sie aber die Körner und das Sediment, das sich unten im Glas gebildet hat, auf. Stellen Sie den Rejuvelac in den Kühlschrank. Kalt schmeckt er am besten.

4. Die Körner füllen Sie wieder mit Wasser auf, verschließen das Gefäß erneut und stellen es wieder an seinen Platz. Dieses Mal benötigt der Fermentierungsvorgang nur 24 Stunden.

5. Gießen Sie ein drittes und letztes Mal Wasser auf die Körnermasse, und lassen Sie die Masse weitere 24 Stunden stehen. Dann pressen Sie alles durch ein Tuch, und Sie erhalten den letzten Rest Rejuvelac.

Mit dieser Methode läßt sich Rejuvelac auch aus anderen Getreidekörnern wie Buchweizen, Hafer, Gerste, aus Sprossen, aus rohem Gemüse und rohem Obst herstellen. Rejuvelac regt die Verdauung an und ist leicht bekömmlich.
Im Kühlschrank hält er sich zwei bis drei Tage. Der Rejuvelac sollte nicht zu sauer schmecken. Mit wenig Zitronensaft oder Honig können Sie Rejuvelac geschmacklich abrunden.

Die Vielfalt der Verwendungsmöglichkeiten

Bisher haben Sie die innerliche Anwendungsart des Weizengrassaftes kennengelernt, nämlich, ihn zu trinken. Durch diese innere Anwendung des Weizengrassaftes werden Sie mit lebenswichtigen Vitaminen, Mineralstoffen, Spurenelementen, Enzymen, essentiellen Aminosäuren und Ballaststoffen reichlich versorgt. Täglich genossen, beugen Sie Mangelzuständen vor und stärken die körpereigenen Abwehrkräfte.

Weizengrassaft und Allergie gegen Getreide

Bei Allergien, die durch die Pollen der Getreidegräser (Roggen, Weizen, Gerste, Hafer) hervorgerufen werden, kann es zu Kreuzallergien kommen. Das heißt, daß Betroffene auch auf das jeweilige Getreideeiweiß allergisch reagieren. Eine Allergie gegen Weizeneinweiß richtet sich meistens gegen die Weizenstärke, das Gluten. Weizengrassaft enthält kein Gluten, denn das Weizengras wird vor der Stärkebildung (Gluten) geerntet. Das Gluten wird erst später in den Getreidekörnern gebildet. Wenn Sie allerdings generell auf dunkelgrüne Blattgemüse (Spinat, Feldsalat) allergisch reagieren, ist die Wahrscheinlichkeit hoch, daß Sie dann auch allergisch auf Weizengras und Weizengrassaft reagieren. Testen Sie an der empfindlichen Haut des Unterarms mit etwas Weizengrassaft oder zerdrückten Gräsern, die mit einem Pflaster fixiert werden, ob sich eine Hautrötung bildet.

Darüber hinaus können die Inhaltsstoffe des Weizengrases, innerlich angewendet, aber auch spezielle Heilwirkungen auf die inneren Organe ausüben: In erster Linie ist hier das Chlorophyll zu nennen, dessen entzündungshemmenden, abschwellenden und desinfizierenden Eigenschaften sich auf die inneren Schleimhäute der Atemwege und von Magen und Darm günstig auswirken.

Die äußerliche Anwendung von Weizengrassaft

Bei dieser Anwendungsform machen Sie sich vor allem die hautschützenden, wundheilenden Eigenschaften des Weizengrassaftes zunutze. Auch hierbei beruhen die Heileigenschaften in erster Linie auf dem Chlorophyll, aus dem Weizengras zu 70 Prozent besteht.

Chlorophyll verbessert die Wundheilung, denn es verkürzt die Gerinnungszeit des Bluts, indem es die Blutplättchen schneller verklumpen läßt. Dadurch kann der Heilungsprozeß eher einsetzen. Chlorophyll stimuliert zudem das Wachstum des neuen Gewebes, und es hemmt die Vermehrung von Bakterien, die in Wunden eingedrungen sind. Als Fänger von Freien Radikalen beugt es einer frühzeitigen Hautalterung vor.

> Äußerlich angewendet wird Weizengrassaft in Form von Bädern und Teilbädern, Umschlägen und Kompressen, Einläufen und als Inhalierung.

Regenerierendes Vollbad

belebend • vitalisierend • stärkend

Dieses Vollbad können Sie zur allgemeinen Stärkung der Haut, zur Stabilisierung des Säureschutzmantels der Haut, gegen Hautunreinheiten und bei Erschöpfungszuständen nehmen.

Für ein Vollbad benötigen Sie 200 ml frisch gepreßten Weizengrassaft. Falls Ihre Ernte es erlaubt, können es auch bis zu 500 ml sein.

So gehen Sie am besten vor:

1. Duschen Sie vor dem Bad, damit die Haut gereinigt und die Poren aufnahmefähiger sind.

2. Lassen Sie für das Vollbad warmes Wasser (etwa 35° C) in die Wanne einlaufen. Das Wasser darf nicht heißer sein, denn sonst werden die hitzeempfindlichen Inhaltsstoffe des Weizengrassaftes zerstört.

3. Pressen Sie, während das Badewasser einläuft, den Weizengrassaft frisch aus.

4. Mischen Sie den Weizengrassaft unter das Badewasser, und bleiben Sie etwa 15 Minuten in der Wanne. Benutzen Sie möglichst keine weiteren Badezusätze.

5. Tupfen Sie nach dem Bad Ihre Haut nur leicht ab, und hüllen Sie sich in ein großes Frottiertuch oder einen Bademantel.

6. Danach sollten Sie nach Möglichkeit noch etwa 30 Minuten ruhen.

Nehmen Sie das Weizengrasbad am besten am Abend. Abgesehen von seiner heilenden Wirkung auf die Haut, fördert es die Entspannung und den Schlaf. Bedenken Sie, daß Sie mit dem Weizengrasbad ein Heilbad, und nicht ein normales Bad zur Körperreinigung nehmen. Wenn Sie merken, daß Ihnen beim Baden schwindelig wird oder Sie Atemnot bekommen, brechen Sie das Bad natürlich sofort ab. Bereits mit einer Badedauer von acht oder zehn Minuten erzielen Sie schon gute Effekte. Kleine Kinder, Ältere und Menschen mit zu hohem oder sehr niedrigem Blutdruck sollten nie länger als zehn Minuten baden. Fragen Sie im Zweifelsfall Ihren Arzt.

Teilbäder mit Weizengrassaft

belebend • vitalisierend

Teilbäder wie Sitz-, Fuß- oder Handbäder sind in der Naturheilkunde und Volksmedizin sehr verbreitet. Sie haben den Vorteil, daß sie weniger Energie und Wasser verbrauchen und damit die Natur weniger strapazieren. Der Kreislauf wird weniger belastet, und deshalb sind sie auch für herzkranke Menschen sehr gut geeignet. Der Hauptunterschied zum Vollbad besteht darin, daß Sie für Teilbäder ganz gezielt eine höhere Konzentration Weizengrassaft anwenden können.

Sitzbad

entzündungshemmend • antimikrobiell

Sitzbäder helfen bei Hämorrhoiden, Wundsein, Vaginalentzündungen und -reizungen, Ausschlägen und Abszessen im Intimbereich.
Im Sanitärfachhandel sind spezielle Sitzbadewannen erhältlich. Die Anschaffung lohnt sich, wenn Sie Sitzbäder häufiger durchführen. Ansonsten tut es auch eine genügend große Plastikwanne oder eine Babybadewanne.

So gehen Sie am besten vor:
1. Für ein Sitzbad benötigen Sie etwa 200 ml Weizengrassaft.
2. Waschen Sie sich im Intimbereich mit einer hautschonenden Seife.
3. Füllen Sie das Badegefäß mit warmem Wasser (etwa 35° C), geben Sie zum Schluß den Weizengrassaft hinzu.
4. Das Sitzbad sollte 10 bis 20 Minuten dauern.
5. Tupfen Sie danach die Haut nur vorsichtig trocken, und ziehen Sie Wäsche aus Baumwolle an. Danach nach Möglichkeit etwas ruhen.

Das Sitzbad sollte mehrmals täglich durchgeführt werden, wenn Sie das Bad bei akuten Beschwerden anwenden. Zur Vorbeugung reicht eine Anwendung von zwei- bis dreimal wöchentlich.

Teilbäder für Füße und Hände

schweißhemmend • entzündungshemmend

Hautverletzungen wie Blasen und Schürfwunden, rauhe, schwielige, entzündete Haut und starke Schweißbildung können Sie durch Teilbäder lindern.

Verwenden Sie für Handbäder eine Mischung aus einem Teil Weizengrassaft und 3 Teilen lauwarmem Wasser, für Fußbäder eine Mischung im Verhältnis von ungefähr 1 : 10.

1. Reinigen Sie die Hände beziehungsweise Füße vor dem Bad gründlich mit einer hautneutralen Seife.
2. Benutzen Sie eine Schüssel, in die Hände oder Füße ohne an den Rändern anzustoßen hineinpassen, aber nicht größer, um den wertvollen Weizengrassaft einzusparen. Das Wasser sollte bis zu Hand- beziehungsweise Fußgelenken reichen.
3. Die Badedauer liegt bei 15 bis 20 Minuten. Spülen Sie danach die Hände beziehungsweise Füße nicht mit Wasser ab, sondern tupfen Sie sie nur trocken.

Bei akuten Beschwerden, wie zum Beispiel Blasen an den Füßen, kleinen Schürfwunden, das Teilbad mehrmals täglich bis zur Besserung durchführen, bei chronischen Problemen wie starker Schweißbildung mehrmals wöchentlich.

Gießen Sie das Weizengraswasser von Teilbädern nicht weg. Sie können es zum Düngen von Ihren Zimmer- und Gartenpflanzen verwenden.

Auflagen und Umschläge

schmerzstillend • antibakteriell

Bei Hautausschlag, Sonnenbrand, Schürfwunden, Verbrennungen, Insektenstichen, Geschwüren, Zerrungen, Gelenkschmerzen wirken Auflagen oder Umschläge Wunder.

Für Auflagen und Umschläge wird frisch gepreßter Weizengrassaft auf ein saugfähiges Stück Stoff (Mull oder Waschlappen) gebracht und gezielt auf die zu behandelnden Körperstellen aufgelegt.

So gehen Sie am besten vor:

1. Je nach Größe der zu behandelnden Hautpartien benötigen Sie 50 bis 100 ml frischen Weizengrassaft. Verwenden Sie ihn sofort nach dem Pressen, damit er seine Heilwirkung optimal entfalten kann.
2. Die Auflage mit dem Weizengrassaft tränken, leicht ausdrücken, damit sie nicht mehr tropft, und die Auflage oder den Umschlag auf die betroffenen Partien legen.
3. Die Auflage beziehungsweise den Umschlag mit einem trockenen Baumwoll- oder Leinentuch abdecken und etwa 30 Minuten einwirken lassen. Bis zur Abheilung mehrmals täglich anwenden.

Sie können auch zusätzlich etwas von dem ausgepreßten Saft, die sogenannte Pulpe, auf die mit dem Saft getränkte Kompresse geben und als Wundauflage benutzen.

Bei offenen Hautverletzungen, wie zum Beispiel Schürfwunden, für die Auflage oder den Umschlag unbedingt keimfreies Stoffmaterial verwenden, um zu verhindern, daß Entzündungserreger in das Gewebe gelangen. Aber auch Verbrennungen haben Zellen in der Oberhaut zerstört, so daß Bakterien eindringen können; dies ist auch bei Ekzemen und Ausschlägen der Fall und wird durch Kratzen verstärkt. Auf der sicheren Seite befinden Sie sich mit steril verpacktem Verbandsmaterial. Sehr gut geeignet und auf Dauer preiswerter ist es, wenn Sie ein Waschtuch oder eine Mullwindel etwa drei Minuten mit dem Bügeleisen auf höchster Stufe bügeln.

Einlauf mit Weizengrassaft

entgiftend • entschlackend • reinigend

Einläufe eignen sich zur Reinigung des Darms, zur Unterstützung der Darmflora und zur Entgiftung. Der Einlauf mit Weizengrassaft erfolgt in zwei Stufen.

Im ersten Schritt reinigen Sie den Darm mit Hilfe eines Warmwassereinlaufs. Dadurch wird er vorbereitet, die Inhaltsstoffe des Weizengrases aufzunehmen.

Besorgen Sie sich im Sanitätshaus das Zubehör für den Einlauf: Klistierbehälter mit Schlauch, an dessen Ende der Darmkatheter mit weichem Endstück angebracht ist. Für den Einlauf werden Sie etwa eine Stunde benötigen. Stellen Sie sicher, daß Sie dabei ungestört bleiben, halten Sie sich in der Nähe der Toilette auf.

1. Fetten Sie das Einführrohr mit Vaseline ein. Füllen Sie den Klistierbeutel mit einem Liter körperwarmem Wasser. Hängen Sie den Beutel an eine Türklinke oder einen ähnlich hohen Gegenstand. Lassen Sie sich auf allen vieren auf dem

Boden nieder, entspannen Sie sich und, atmen Sie tief ein und aus. Führen Sie das Endstück des Schlauchs tief in Ihren After ein. Öffnen Sie den Hahn am Darmrohr, und lassen Sie das lauwarme Wasser langsam einströmen. Bleiben Sie locker und entspannt. Dann legen Sie sich auf den Rücken, das Gesäß mit einem Kissen leicht erhöht. Halten Sie das Wasser so lange wie nur möglich. Sobald der Drang zu stark wird, entleeren Sie Ihren Darm.

2. Nach etwa 20 Minuten treffen Sie die gleichen Vorbereitungen wie vorher, aber Sie füllen jetzt den Klistierbeutel mit einer Tasse Weizengrassaft. Versuchen Sie, den Weizengrassaft 20 bis 30 Minuten einzuhalten. Das Chlorophyll im Weizengrassaft desinfiziert Ihren Darm. Wenn Ihre Darmschleimhaut entzündet ist oder wenn Sie innere Hämorrhoiden haben, wirkt das Chlorophyll abheilend. Nehmen Sie den Einlauf einmal wöchentlich vor, bei akuten Erkrankungen täglich bis zum Abklingen der Beschwerden.

Gurgelmittel und Nasentropfen

antibakteriell • heilend • desinfizierend

Hilft bei Halsschmerzen, schlechtem Geschmack im Mund, Schnupfen, Verletzungen im Mund-Rachen-Raum.
Frisch gepreßter Weizengrassaft beseitigt schlechten Mundgeruch und ein pelziges Gefühl auf der Zunge nach heißem oder zu scharfem Essen oder nach starkem Zigarettenkonsum. Halsschmerzen und eine heisere Stimme klingen schnell ab.

So gehen Sie am besten vor:

1. Nehmen Sie einen Schluck frisch gepreßten Saft, und gurgeln Sie damit, oder spülen Sie den Mund gründlich aus. Wiederholen Sie diese Anwendung mehrmals täglich.

2. Bei Schnupfen oder verstopfter Nase ziehen Sie einige Milliliter Weizengrassaft mit einer Pipette auf. Halten Sie ein Nasenloch zu. Mit der Pipette den Saft ins andere Nasenloch träufeln und vorsichtig hochziehen. Nach ein bis zwei Minuten kräftig schneuzen und die Anwendung am anderen Nasenloch wiederholen.

Inhalieren

abschwellend • durchblutungsfördernd

Bei der Inhalation werden heiße Wasserdämpfe eingeatmet. Dem Wasser setzen Sie je nach Belieben Kochsalz, Kräuter oder ätherische Öle zu.

Die Inhaltsstoffe des Weizengrases gehen bei der Erwärmung zwar teilweise verloren. Es bleibt jedoch genug Heilwirkung erhalten. Zusammen mit dem Kochsalz oder den anderen Zusätzen wirkt der heiße Dampf abschwellend und durchblutungsfördernd.

So gehen Sie am besten vor:
Sie benötigen eine Schüssel, ein großes Handtuch und etwa 200 ml Weizengrassaft.

1. Etwa 1 Liter Wasser aufkochen und in eine große Schüssel gießen. Etwa 5 Teelöffel Kochsalz darin auflösen.
2. Das Wasser etwas abkühlen lassen – es soll noch dampfen, aber nicht mehr kochend heiß sein. Den Weizengrassaft dazugeben.
3. Den Kopf über die Schüssel beugen und das Handtuch über den Kopf und die Schüssel decken.
4. Mit ruhigen, tiefen Atemzügen den aufsteigenden Dampf einatmen.

Praktische Haushaltstips

Wenn Sie Ihren Vorrat an Weizengras nicht für die Ernährung oder Gesundheitspflege verbrauchen, können Sie den Rest im Haushalt verbrauchen. Denn besonders für die antibakterielle und geruchsbindende Wirkung des Chlorophylls im Weizengrassaft gibt es vielfältige Verwendungsmöglichkeiten.

- Waschen Sie Obst, Salat und Gemüse mit Wasser, dem Sie frischen Weizengrassaft zugesetzt haben: Geben Sie 100 ml Weizengrassaft auf vier Liter Wasser. So werden Schadstoffe aus der Luft und Pestizide neutralisiert, die an den Oberflächen haften.
- Wenn Sie der stolze Besitzer eines Aquariums sind: Weizengrassaft reinigt und desinfiziert das Aquariumwasser, ohne daß die Fische und Wasserpflanzen Schaden erleiden. Geben Sie 200 ml frischen Weizengrassaft in 200 Liter Aquariumwasser. Bei kleineren Aquarien reicht die entsprechend kleinere Menge Weizengrassaft aus.
- Weizengrassaft im Gießwasser versorgt Ihre Pflanzen mit Nährstoffen, das Wasser wird zudem gereinigt und desinfiziert. Schnittblumen bleiben in der Vase länger frisch. Geben Sie 50 ml frischen Weizengrassaft auf zwei Liter Wasser.
- Frischer Weizengrassaft bindet unangenehme Gerüche der Raumluft und desinfiziert. Geben Sie 100 ml frischen Weizengrassaft in das Putzwasser oder in den Wasserbehälter Ihres Luftbefeuchters. Rechnen Sie etwa 100 ml auf 10 Liter.
- Desinfizieren Sie Gegenstände und Oberflächen mit unverdünntem frischen Weizengrassaft.
- Auch den Geruch Ihrer Schuhe und Turnschuhe können Sie mit Weizengrassaft auffrischen. Befeuchten Sie ein Tuch mit frischem Weizengrassaft, und legen Sie es in den Schuh. Das Chlorophyll bindet den Schweißgeruch.
- Stellen Sie für Ihren Hund oder Ihre Katze ein Schälchen mit Weizengrashalmen an den Futterplatz. Die Tiere knabbern gerne an den frischen Halmen. So erhalten sie frische Faserstoffe, die im Fertigfutter fehlen. Oder reichern Sie das Trinkwasser Ihrer Haustiere mit etwas frischem, grünem Saft an.

Weizengrassaft für die Schönheitspflege

Schnelle Hilfe bei Schuppen

stärkend • vitalisierend

Weizengrassaft hilft gegen Schuppen: Massieren Sie 100 ml frischen Weizengrassaft in die Kopfhaut ein, und lassen Sie ihn etwa 20 Minuten einwirken. Anschließend spülen Sie ihn aus und shampoonieren Ihre Haare wie gewohnt. Unterstützend verwenden Sie ein Anti-Schuppenshampoo.

Weizengrassaft–Gesichtswasser

desinfizierend • entzündungshemmend

Kochen Sie einen Liter Wasser ab, und geben Sie etwa 20 Gramm Hamamelisextrakt aus der Apotheke hinzu. Füllen Sie diese Lösung in eine dicht schließende Flasche. Für den täglichen Gebrauch mischen Sie etwa 20 ml Hamamelislösung mit etwa 20 ml frischem Weizengrassaft. Die Lösung auf ein Wattepad geben und das Gesicht reinigen. Schuppende Ekzeme lassen sich wegen der beruhigenden Wirkung des Hamamelis und der desinfizierenden Kraft des Chlorophylls besonders gut behandeln.

Gesichtsmasken und Packungen

pflegend • belebend

Eine Gesichtsmaske bewirkt eine tiefgehende Pflege und Erneuerung der Haut. Dafür sollte die Haut gut vorbereitet werden. Reinigen Sie das Gesicht zunächst gründlich mit klarem Wasser oder einem Gesichtswasser. Führen Sie dann, sofern Sie Zeit haben, ein fünfminütiges Gesichtsdampfbad durch. Dieses erweitert die Hautporen, so daß die Wirkstoffe der Gesichtsmaske optimal in die Haut eindringen können. Oder Sie legen ein mit heißem Wasser getränktes Gästehandtuch zwei Minuten auf Ihr Gesicht.

WICHTIG

Wenn Sie an geplatzten, geröteten Äderchen (Couperose) leiden, verzichten Sie auf das Dampfbad oder die heiße Kompresse, denn die Hitze weitet auch die feinen Adern und kann die Couperose verstärken.

EXTRATIP

Für eine schnelle Maske für zwischendurch werfen Sie die Pulpe, die ausgepreßten Weizengrashalme, nicht weg. Wenn Sie sich etwas Gutes tun möchten, legen Sie die Pulpe pur auf die Gesichtshaut, den Hals und das Dekolleté. Etwa zehn Minuten einwirken lassen, dann mit klarem Wasser abspülen.

Diese Ingredienzen benötigen Sie:

Weizengras-Hefe-Maske für die fettende Haut
3–4 EL Weizengrassaft
3 EL Bierhefe
1 TL Honig

Weizengras-Öl-Maske für die trockene Haut
Einige Eßlöffel Weizengrassaft
1 EL Weizenkeimöl
1 EL Honig

Weizengras-Quark-Maske für die empfindliche Haut

Einige Eßlöffel Weizengrassaft
3 EL Magerquark
1 TL Honig

So stellen Sie die Masken her:
Die jeweiligen Zutaten sorgfältig in einer kleinen Glasschüssel verrühren. Den Weizengrassaft eßlöffelweise dazugeben, damit die Masse nicht zu flüssig wird. Alle Zutaten sollten Zimmertemperatur haben.

So wenden Sie die Maske an:
Die Maske gleichmäßig auf Gesicht, Hals und Dekolleté auftragen und etwa 30 Minuten einwirken lassen. Mit verdünntem Weizengrassaft oder warmem Wasser gründlich abwaschen. Wenden Sie die Gesichtsmaske einmal wöchentlich an, am besten am Abend oder am Wochenende, wenn Sie Zeit haben und sich während der Einwirkungszeit ungestört entspannen können.

Abreibungen und Waschungen

durchblutungsfördernd • erfrischend

Abreibungen und Waschungen mit Weizengrassaft fördern die Durchblutung der Haut und beseitigen unangenehmen Körpergeruch. Sie erfrischen an einem heißen Sommertag und helfen über ein körperliches Tief nach einem anstrengenden, stressigen Arbeitstag hinweg. Geben Sie etwa 100 ml frischen Weizengrassaft auf 100 ml Wasser. Einen sauberen Waschlappen darin eintauchen, auswringen und mit kreisenden Bewegungen die Haut massieren, und zwar von außen in Richtung Herzen. Anschließend mit klarem Wasser abduschen.

Weizengras für die Hausapotheke

Erkrankungen der Haut

Abszesse

Ein Abszeß ist eine Eiteransammlung im Gewebe, die als Folge einer Infektion mit Bakterien auftritt. Manchmal kann sie auch durch Pilze verursacht sein. Der Eiter entsteht aus zerstörten Gewebezellen und weißen Blutkörperchen. Die Abszeßbildung ist in jedem Organ und in den weichen Geweben unter der Haut in jeder Körperregion möglich. Abszesse der Haut sind oft in der Achselhöhle oder der Leistengegend lokalisiert. Das Nagelbett des betroffenen Fingernagels (selten des Zehennagels) ist schmerzhaft verdickt, heiß und gerötet. Durch eine Hautverletzung sind Bakterien eingedrungen, die den Abszeß des Nagelbetts verursachen. Suchen Sie einen Arzt auf, meistens sind eine Behandlung mit Antibiotika und die chirurgische Eröffnung des Abszesses erforderlich, damit der Eiter abfließen kann. Manchmal heilen Abszesse der Haut auch spontan ab. Abszesse der Haut sind stark druckempfindlich, geschwollen, gerötet und heiß.

So wird Weizengras angewendet
Die desinfizierende, entzündungshemmende und abschwellende Wirkung von Weizengrassaft unterstützt und beschleunigt den Heilungsprozeß. Legen Sie sterile Kompressen auf, die mit Weizengrassaft getränkt sind.

Akne

Akne ist eine chronisch verlaufende, entzündliche Hauterkrankung. Sie tritt überwiegend in der Pubertät auf, bedingt durch die Veränderungen des Hormonspiegels. Es kommt zu einer überschießenden Talgproduktion der Haut. Verstopft ein Talgpfropf ein Haarfollikel, also die Stelle, an der das Haar aus der Haut wächst, nisten sich Bakterien ein, und die Haarfollikel entzünden sich. Eine Akne kann auch durch Medikamente und überfettete Kosmetika entstehen.

Typisch für Akne sind entzündete Aknepusteln, die eitrig aufbrechen und beim Abheilen Narben hinterlassen können. Akne breitet sich hauptsächlich im Gesicht, auf der Brustmitte, dem oberen Rücken, den Schultern und im Nacken aus.

So wird Weizengras angewendet

Die betroffenen Partien zweimal täglich mit einem Mittel waschen, das die Stellen austrocknet und entfettet. Anschließend die Haut mit Weizengrassaft nachreinigen. Dazu geben Sie Weizengrassaft auf ein Wattepad und betupfen die befallenen Hautstellen. Verwenden Sie mehrmals einen neuen Wattepad, um Schmierinfektionen zu vermeiden. Der Weizengrassaft wirkt desinfizierend und entzündungshemmend. Anschließend tragen Sie geeignete Pflegemittel auf.

Das unterstützt

Die Ernährung sollte fettarm sein. Drücken Sie die Pusteln niemals aus, die umliegende Haut wird sonst erneut infiziert.

Bindehautentzündung der Augen (Konjunktivitis)

Bei Kindern wird eine Bindehautentzündung der Augen meistens durch Bakterien verursacht, die beim Spielen von den Händen in die Augen gelangen. Bei Erwachsenen ist sie in der Regel eine Reaktion auf Zugluft, Staub, Pollen oder andere Fremdkörper im Auge. Auch eine Überlastung der Augen speziell durch die Arbeit am Computerbildschirm kann eine Konjunktivitis verursachen.

Symptome für die Bindehautentzündung sind Rötungen, Fremdkörpergefühl und Juckreiz im Auge, vermehrte Tränenbildung, gelbliches Sekret in den Augenwinkeln, Lichtempfindlichkeit. Bei infektiösen Formen ist der Ausfluß aus dem Auge eitrig, die Lider sind morgens stark verklebt. Bei allergischen Formen der Bindehautentzündung ist der Ausfluß wäßrig, die Lider sind gerötet und angeschwollen.

So wird Weizengras angewendet

Waschen Sie Verkrustungen und Eiter mit warmem Weizengrassaft ab. Übergießen Sie einen sauberen Waschlappen mit heißem Wasser, wringen Sie ihn aus, und tränken Sie ihn mit etwa 30 ml Weizengrassaft. Pressen Sie den Waschlappen sanft auf das Auge, und tupfen Sie es behutsam ab. Wiederholen Sie dies so lange, bis der Eiter und alle Verkrustungen entfernt sind. Sind die Augenlider angeschwollen, legen Sie eine mit etwa 30 ml Weizengrassaft getränkte Kompresse auf und lassen sie 20 Minuten einwirken.

Auch Augenbäder mit Weizengrassaft sind sehr wirksam. Besorgen Sie sich in der Apotheke eine Augenbadewanne. Kochen Sie etwa 100 ml Wasser ab. Das Wasser auf Zimmertemperatur abkühlen lassen und mit etwa 100 ml frischem Weizengrassaft vermischen. Füllen Sie etwa 30 ml von dieser Lösung in die Augenbadewanne, setzen sie am Auge auf und blinzeln mehrfach in der Lösung. Beugen Sie dann den Kopf zurück, und gießen Sie die Lösung vom inneren Augenwinkel aus auf das Auge, so daß der verdünnte Weizengrassaft im äußeren Augenwinkel über die Schläfen abläuft. Dreimal wiederholen, bis die Lösung aufgebraucht ist. Wenden Sie das Augenbad drei- bis viermal täglich an.

Das unterstützt
Augenkosmetika, Augencremes und die Reinigungslösung von Kontaktlinsen können die Augen reizen oder mit Bakterien verunreinigt sein. Benutzen Sie für Augencremes einen Spatel, langen Sie nicht direkt mit den Fingern in das Cremetöpfchen. Reinigen Sie Pads für Lidschatten öfter mit kochendem Wasser, oder benutzen Sie besser Wattestäbchen, die Sie nach dem einmaligen Gebrauch wegwerfen. Verzichten Sie bei gereizten Augen auf Wimperntusche und anderes Augen-Make-up.

Augenlidentzündung

Die Augenlider sind geschwollen und gerötet. An den Wimpern bilden sich Schuppen und Verkrustungen. Manchmal können auch kleine Geschwüre an den Wimpernwurzeln entstehen. Starke Luftverschmutzung, Staub, Rauch und Streß begünstigen das Entstehen einer Lidrandentzündung. Betroffene klagen über Juckreiz, tränende Augen und verklebte Augenlider morgens beim Aufwachen.

So wird Weizengras angewendet
Die Schuppen und Verkrustungen mit warmem Weizengrassaft abwaschen. Einen sauberen Waschlappen in heißes Wasser tauchen, auswringen und in etwa 30 ml Weizengrassaft trän-

ken. Den Waschlappen auf das Auge drücken, dann behutsam abtupfen. Diesen Vorgang eventuell mehrmals wiederholen. In hartnäckigen Fällen machen Sie am besten mehrmals Augenbäder (siehe Seite 83).

Dekubitus

Der Dekubitus ist ein Druckgeschwür der Haut, das durch langes Liegen entsteht. Häufig tritt die Erkrankung bei langer Bettlägerigkeit auf, wie beispielsweise nach einem Schlaganfall, bei Wirbelsäulenverletzungen oder anderen langwierigen Erkrankungen, die zu Bewegungsunfähigkeit führen. Das Druckgeschwür beginnt mit roten, schmerzhaften Flächen, die sich dunkelrot verfärben. Durch den Druck des Körpergewichts platzt die Haut auf. Es entstehen offene Geschwüre, die größer und tiefer werden. Sie heilen nur sehr langsam und bei konsequenter Pflege ab. Betroffen sind meistens der Schulterbereich, der untere Rückenbereich, die Hüften, das Gesäß, die Knie, die Fersen und Fußknöchel und die Ellenbogen.

So wird Weizengras angewendet
Schon bei den ersten Anzeichen die betroffenen Stellen etwa 20 Minuten mit Weizengrassaftkompressen abdecken. Anschließend gründlich abtrocknen. Wenn sich schon offene Geschwüre entwickelt haben, dann müssen diese alle zwei Stunden vorsichtig mit warmem Weizengrassaft ausgewaschen werden und auch wieder gründlich mit einem lauwarmen Föhn getrocknet werden. Weizengrassaft wirkt schmerzstillend, entzündungshemmend und desinfizierend. Haben Sie den Eindruck, daß das Druckgeschwür tiefer wird oder sich nicht bessert, dann müssen Sie ärztliche Hilfe in Anspruch nehmen.

Das unterstützt

Die gefährdeten Bereiche weich abpolstern, zum Beispiel mit Schaffell, Polstern, Kissen oder weichen Decken, die zusammengerollt werden. Die Lage der betroffenen Menschen mindestens alle zwei Stunden verändern, so daß erst gar kein Druck entstehen kann.

Ekzeme

Ekzeme sind flächige, entzündliche Hautveränderungen mit starkem Juckreiz. Bei Krampfadern bilden sich häufig Stauungsekzeme aus mit den gleichen Symptomen. Ekzeme an den Händen entstehen oft durch den Kontakt mit Reinigungsmitteln und Spülmitteln. Andere Kontaktekzeme können durch Unverträglichkeit von Nickel (Reißverschlüsse, Modeschmuck), Seife und Waschpulver entstehen.

Die befallenen Hautstellen sind rauh und schuppig, manchmal bilden sich auch kleine Pickel oder Bläschen, die aufplatzen, nässen und verkrusten. Nach Abklingen der Entzündung schuppt sich die Haut. Der Juckreiz führt zum Aufkratzen der Haut, dadurch verschlimmert sich das Ekzem. Bei Kontaktekzemen bilden sich große, juckende Blasen, die aufplatzen. Die Haut schuppt sich und verschorft.

So wird Weizengrassaft angewendet

Im akuten Stadium die betroffenen Stellen nicht einfetten oder einpudern. Trocknen Sie die Haut immer gut ab. Legen Sie sterile Kompressen, die mit Weizengrassaft getränkt sind, auf. Eventuell mit einem Verband abdecken. Der Weizengrassaft wirkt entzündungshemmend, desinfizierend, abschwellend und lindert den Juckreiz.

Bei Kontaktekzemen die auslösenden Stoffe unbedingt meiden. Tragen Sie direkt auf der Haut nur saugfähige, nicht reizende Textilien aus Baumwolle oder Leinen. Seide und Wolle reizen die Haut durch die Struktur ihrer Fasern, Synthetiks lassen die Haut nicht atmen. Wenn ein Ekzem überhaupt nicht abheilen will, müssen Sie einen Hautarzt aufsuchen.

Furunkel

Ein Furunkel oder eine Eiterbeule ist eine entzündete, mit Eiter gefüllte Hautstelle, die durch Bakterieninfektion verursacht ist. Der Eindringungsort der Bakterien ist meistens nicht zu ermitteln. Ein Karbunkel ist ein besonders großer Furunkel.
Zuerst wird eine schmerzhafte, gerötete Verhärtung auf der Haut sichtbar, die langsam größer wird, weil sie sich mit Eiter füllt. Sie wird dann kugelig und hat eine gelbliche Spitze.

So wird Weizengras angewendet
Furunkel niemals aufdrücken oder zu öffnen versuchen! Die Infektion würde dann nur weiter gestreut werden. Legen Sie etwa alle zwei Stunden heiße Kompressen auf, die mit Weizengrassaft getränkt sind. Die Wärme beschleunigt das Aufgehen des Furunkels, der Weizengrassaft wirkt schmerzstillend, abschwellend und desinfizierend. Wenn ein großer Furunkel sich nicht von allein öffnet, muß er vom Arzt unter örtlicher Betäubung aufgeschnitten werden.

Insektenstiche

Wenn eine Biene, Wespe oder Hornisse zusticht, bleibt ihr Stachel mit einem kleinen Gifttropfen in der Einstichstelle zurück. Bei Mückenstichen oder Flohbissen gelangt lediglich das Gift in die Haut. Das Gift von Insekten enthält Substanzen, die eine örtliche Entzündung hervorrufen. Gefährlich ist es, wenn Sie auf diese Insektengifte allergisch reagieren. Sie sollten dann in der warmen Jahreszeit immer ein Gegenmittel bei sich haben, das Sie sich notfalls spritzen können. Andernfalls kann es zu einem lebensbedrohlichen allergischen Schock kommen. Auch Stiche im Mund und Rachen können lebensbedrohlich sein, weil sie die Atemwege zuschwellen lassen. Hier müssen Sie sofort zum Arzt gehen.

An der Einstichstelle kommt es zur Schwellung, Rötung, Quaddelbildung und Schmerzen. Die Beschwerden halten etwa 48 Stunden an.

So wird Weizengrassaft angewendet

Entfernen Sie den Stachel sorgfältig mit einer sterilen Pinzette. Versuchen Sie nie, den Stachel mit den bloßen Fingern oder einem unsterilen Gegenstand herauszulösen, die Gefahr einer zusätzlichen Entzündung ist zu groß.

Waschen Sie die Einstichstelle gründlich mit Wasser und Seife, dann gut abtrocknen. Eine sterile Kompresse in etwa 30 ml frischen, kalten Weizengrassaft tränken und auflegen. Die Kompresse mit einem Verband fixieren und bei Bedarf erneuern. Der Weizengrassaft wirkt abschwellend und desinfizierend. Um gegen Bienen- oder Wespenstiche im Mund gewappnet zu sein, frieren Sie frischen Weizengrassaft im Eiswürfelbehälter ein. Bei Bedarf lutschen Sie diese Eiswürfel als Erste Hilfe, bis der Arzt eintrifft.

Das unterstützt

Haben Sie keine Möglichkeit, frischen Saft herzustellen, hilft zur Not auch Gras. Es enthält ebenfalls recht viel Chlorophyll. Zerreiben Sie einige Grashalme, bis Saft austritt. Den Saft dann auf die Einstichstelle aufbringen.

Neurodermitis

Die Neurodermitis wird auch atopisches Ekzem genannt. Sie ist eine stark juckende ekzemartige Hautveränderung. Der massive Juckreiz läßt sich nicht unterdrücken, so daß eine Neurodermitis kaum ausheilen kann. Es gilt als sicher, daß bei ihrer Entstehen Vererbung, Umweltfaktoren, psychische Verfassung, Klima und Jahreszeit eine Rolle spielen. Streß und psychische, emotionale Anspannung verstärken die Neurodermitis oder lösen Schübe aus. Die akute Phase der Erkrankung beginnt meist mit extremem Juckreiz, starker Rötung der Haut, später bilden sich Schuppen und Verkrustungen. Es können alle Körperregionen befallen sein. Besonders betroffen ist das Gesicht, der Hals, die Gelenkbeugen und die Schultern, der Nacken und die Brust. Die Haut ist ausgetrocknet, spröde und rissig.

Neurodermiker leiden oft auch unter Asthma und Heuschnupfen. Neurodermitis kann in jedem Alter ausbrechen, leider oft auch schon bei Säuglingen. Beim Baby tritt zuerst der sogenannte Milchschorf auf der Kopfhaut auf, greift dann auf andere Hautpartien über. Oft ist eine allgemeine allergische Bereitschaft vorhanden. Die Neurodermitis verläuft schubweise und beginnt oft mit quälendem Juckreiz, Rötung, Schuppung, Nässen und Krustenbildung.

So wird Weizengrassaft angewendet

Im akuten Stadium muß der Juckreiz unterdrückt werden. Deshalb Kompressen in Weizengrassaft tränken, auflegen und mit Baumwoll- oder Leinentüchern abdecken. Weizengrassaft verringert den Juckreiz, er wirkt desinfizierend und abschwellend. Die extrem trockene Haut mit geeigneten Cremes und Salben gut einfetten. Tritt trotzdem keine Besserung ein, gehen Sie zum Arzt.

Das unterstützt

Stärken Sie Ihr Immunsystem, und sorgen Sie für eine ausgeglichene psychische Verfassung. Aufenthalte im Hochgebirge oder im Wüstenklima tragen zur Besserung bei. Weizengrassaft stimuliert das Immunsystem, trinken Sie deshalb täglich 100–150 ml von dem grünen Saft. Bäder mit Weizengrassaft beruhigen die Haut und stabilisieren ihren Säureschutzmantel. Stellen Sie langfristig Ihre Ernährung auf Vollwertkost oder auf die Ernährungsweise von Ann Wigmore um.

Nesselsucht (Urticaria)

Die Nesselsucht wird auch als Nesselfieber bezeichnet. Sie ist oft durch eine allergische Reaktion bedingt. Durch den Kontakt mit einem Allergen wird Histamin freigesetzt, dadurch tritt Flüssigkeit aus den Kapillaren in das Hautgewebe über. Auch eine psychische Übersensibilität kann eine Urticaria auslösen. Dicke, rote Quaddeln, die stark jucken, sind typische Beschwerden. In ihrem Zentrum sind sie manchmal weiß-gelblich. Die Quaddeln können unterschiedlich groß sein. Sie treten hauptsächlich an den Gliedmaßen und am Rumpf auf, können aber auch an anderen Stellen des Körpers zutage treten. Sie verursachen einen quälenden Juckreiz, der manchmal erst durch das Blutigkratzen der Haut aufhört. Die Symptome dauern manchmal nur einige Stunden, manchmal auch tagelang an.

So wird Weizengras angewendet

Im akuten Stadium müssen der Juckreiz gelindert und das Blutigkratzen der Haut verhindert werden. Kompressen mit Weizengrassaft wirken in diesem Stadium schmerzstillend, lindern den Juckreiz und desinfizieren aufgekratzte Stellen. Bei großflächigen Quaddeln helfen Waschungen mit Weizengrassaft. Wenn durch das Kratzen Narben entstanden sind, hilft Weizengrassaft bei der Rückbildung des Narbengewebes.

Das unterstützt

Umstellung der Ernährung auf Vollwertkost und Stärkung des Immunsystems, indem Sie täglich 100–150 ml Weizengrassaft trinken. Klären Sie mögliche Allergien ab, und meiden Sie die Allergene. Versuchen Sie, Streß und Belastungen besser in den Griff zu bekommen. Schließen Sie sich eventuell einer Selbsthilfegruppe an.

Sonnenbrand

Der Sonnenbrand ist eine Entzündung der Haut, die durch übermäßige Sonneneinstrahlung verursacht wird. Die UV-Strahlen der Sonne können die Zellen der obersten Hautschichten zerstören. Meist sind die Hautflächen schmerzhaft gerötet und hochempfindlich gegen Berührung (Sonnenbrand ersten Grades). Beim Sonnenbrand zweiten Grades bilden sich zusätzlich Blasen auf der hochroten Haut.

So wird Weizengras angewendet

Vermeiden Sie bis zum vollständigen Abheilen des Sonnenbrands jegliche Sonneneinstrahlung. Halten Sie sich nur im Schatten oder in geschlossenen Räumen auf. Beträufeln Sie die entzündete Haut mit Weizengrassaft, bei Blasenbildung legen Sie sterile Kompressen auf, die mit Weizengrassaft getränkt sind. Weizengrassaft wirkt schmerzstillend, abschwellend und desinfizierend.

Das unterstützt

Verwenden Sie immer ein Sonnenschutzmittel mit einem ausreichenden Lichtschutzfaktor, und halten Sie sich nur im Halbschatten oder Schatten auf. Um dem vorzeitigen Altern der Haut und Hautkrebs vorzubeugen, meiden Sie am besten die pralle Sonne.

Sonnenallergie

Ursache einer Sonnenallergie, auch Lichtdermatose genannt, ist meistens das verwendete Sonnenschutzmittel, das in Verbindung mit dem Hautschweiß die im Volksmund genannte »Mallorca-Akne« auslöst.

Stunden bis Tage nach der Sonneneinstrahlung entwickeln sich stark juckende Flecken und Pusteln an den Stellen, die der Sonne ausgesetzt waren.

So wird Weizengras angewendet

Legen Sie auf die betroffenen Stellen Kompressen, die mit Weizengrassaft getränkt sind. Sie wirken entzündungshemmend und stillen den Juckreiz.

Das unterstützt

Verwenden Sie Sonnenschutzmittel, die frei von Lipiden und Emulgatoren sind, und bleiben Sie im Halbschatten oder Schatten. Vier Wochen vor Beginn der stärkeren Sonnenein-strahlung hilft eine Tabletten-Kur mit Beta-Carotín. Die ersten 14 Tage täglich 60–100 mg, dann 30–50 mg Beta-Carotin pro Tag. Dafür ist Weizengrassaft ideal geeignet, 100 ml enthalten 18 mg Beta-Carotin.

Verbrennungen

Schon sehr kurze Erhitzungen der Haut über 46° C können Verbrennungen zur Folge haben. Die Hautzellen werden ge-schädigt und sterben ab. Die meisten Verbrennungsunfälle passieren im Haushalt und in der Freizeit, wie durch das Verbrühen mit kochenden Flüssigkeiten, das Berühren der Herdplatte oder eines Bügeleisens. Großflächige, tiefgehende Verbrennungen sind lebensgefährlich. Rufen Sie sofort den Arzt an. Man unterscheidet Verbrennungen ersten, zweiten und dritten Grades. Bei einer Verbrennung ersten Grades ist nur die oberste Hautfläche (Epidermis) betroffen. Die Haut ist gerötet und schmerzhaft. Sie kann sich vorübergehend bräun-lich verfärben. Die Verbrennung zweiten Grades geht mit der Bildung von Blasen einher, die mit Gewebeflüssigkeit gefüllt sind. Unter der Blasendecke wird eine hochrote, nässende Hautschicht sichtbar. Die verbrannte Stelle schmerzt stark. Bei einer Verbrennung dritten Grades sind auch tiefere Haut-schichten betroffen. Das Gewebe ist verkohlt, manchmal auch weißlich abgestorben. Die Schmerzen sind extrem stark, kön-nen aber auch ausbleiben, wenn Nerven zerstört sind.

WICHTG

Bei welchen Verbrennungen müssen Sie unbedingt den Arzt verständigen?

- Bei großflächigen Verbrennungen
- Brandwunden bei Säuglingen
- Bei allen Verbrennungen durch Strom oder Chemikalien
- Wenn Übelkeit und/oder Fieber auftreten
- Bei allen Verbrennungen im Gesicht, weil nur eine sachgerechte Behandlung die Bildung von Narben verhindern kann.

Verbrennungen ersten Grades heilen schnell ab, nach ein bis zwei Tagen schält sich die Haut ab. Verbrennungen zweiten Grades schädigen die Haut tiefer, auch sie heilen gewöhnlich ohne Narbenbildung ab. Verbrennungen dritten Grades schädigen auch die tiefen Hautschichten, es bilden sich Narben.

So wird Weizengras angewendet

Die verbrannte Stelle sofort unter fließendem, sehr kaltem Wasser etwa zehn Minuten lang auskühlen. Brandblasen dürfen Sie nicht öffnen, weil die Haut beschädigt wird und Krankheitserreger eindringen können. Legen Sie dann eine kalte Kompresse, die mit Weizengrassaft getränkt ist, auf die Brandstelle, bis die Schmerzen nachlassen. Weizengrassaft wirkt schmerzstillend, abschwellend und desinfizierend. Dann entfernen Sie die Kompresse und verbinden mit einem sterilen Verband, der nicht fusselt. Auf keinen Fall dürfen Sie Fett oder Cremes auftragen, sonst entzündet sich die Verbrennung.

Das unterstützt

Um einer Narbenbildung vorzubeugen, betupfen Sie während des Heilungsprozesses dreimal täglich die Brandwunde mit Weizengrassaft. Er hat sich bei der Rückbildung wulstiger

Narben bewährt, also können Sie ihn hier auch vorbeugend anwenden.

Verletzungen der Haut

Jede äußere oder innere Beschädigung der Haut und des darunter liegenden Gewebes ist eine Wunde. Schnittwunden, Schürfwunden, Brandwunden, Operationswunden, äußere und innere Verletzungen aller Art, Geschwüre, Verbrennungen gehören dazu.

Bei einer Wunde besteht immer die Gefahr, daß Bakterien eine Infektion der Wunde verursachen. Diese Wundinfektion zeigt sich durch Rötung, Schwellung, Schmerz und Wärme. Wenn sie weiter fortschreitet, bildet sich Eiter. Bei einer blutenden Wunde gerinnt das austretende Blut, weil die Blutzellen sich verklumpen, um den Blutstrom zu stoppen. Das umliegende Gewebe der Wunde ist rötlich verfärbt und stark durchblutet. Mit dem vermehrten Blutstrom werden Freßzellen angeschwemmt, die die eingedrungenen Fremdstoffe vernichten sollen.

So wird Weizengras angewendet

Tiefe Wunden müssen wegen Infektionsgefahr ausgewaschen werden. Verwenden Sie zur Wundreinigung Weizengrassaft, den Sie im Verhältnis 1:1 mit Wasser verdünnen. Das Chlorophyll im Saft hat eine desinfizierende Wirkung. Legen Sie auf die Wunde eine in Weizengrassaft getauchte sterile Kompresse. Das Chlorophyll beschleunigt die Blutgerinnung und damit die Wundheilung. Beachten Sie aber, daß die Kruste auf der Wunde nicht zu sehr durchgefeuchtet wird.

Das unterstützt

Schürfwunden heilen am besten ab, wenn sie trockengehalten werden und mit Luft in Berührung kommen. Decken Sie deshalb größerflächige Schürfwunden nur lose mit Verbandsgaze ab. Schnitt- und Rißwunden benötigen einen festen Pflasterverband, damit die Wundränder aneinander gepreßt werden. Den Pflasterverband häufig wechseln, damit das Wundsekret ungehindert abfließen kann.

Zeckenbiß

Zecken ernähren sich vom Blut der Warmblüter. Sie können jahrelang auf Sträuchern und Gräsern ausharren und lassen sich dann auf einen Menschen oder ein Tier fallen. Durch ihre Bisse übertragen Sie gefährliche Krankheiten. Gefürchtet sind vor allem die virusbedingte Hirnhautentzündung und die Lyme-Borreliose, die durch ein Bakterium übertragen wird. Für zeckengefährdete Gebiete wird deshalb eine Schutzimpfung empfohlen. Vor dem Biß sind Zecken nur etwa drei Millimeter lang, wenn sie sich mit Blut vollgesaugt haben, erreichen sie eine Größe von bis zu einem Zentimeter.

Die Bißstelle ist etwas gerötet und angeschwollen. Oft treten jedoch keine besonderen Symptome auf, deshalb inspizieren Sie nach einem Waldspaziergang den Körper gründlich.

So wird Weizengras angewendet

Wenn die Zecke noch in der Haut sitzt, muß sie sofort entfernt werden. Waschen Sie sich vorher gründlich die Hände. Dann drehen Sie mit einer Pinzette die Zecke entgegen dem Uhrzeigersinn vorsichtig aus der Haut heraus. Es ist wichtig, daß sie vollständig entfernt wird. Bleibt ihr Kopf in der Haut stecken, können Entzündungen auftreten. Im Handel ist auch eine spezielle Zeckenzange erhältlich. Waschen Sie die Bißstelle gründlich aus. Eine sterile Kompresse in etwa 30 ml Weizengrassaft tränken und auflegen. Die Kompresse eventuell mit einem Verband fixieren und bei Bedarf erneuern. Der Saft desinfiziert und läßt die Schwellung abklingen.

Erkrankungen im Bereich Hals, Nasen und Ohren

Halsentzündung (Pharyngitis)

Die Pharyngitis ist eine Entzündung des Rachenraums, die meistens durch eine Virusinfektion bedingt ist, seltener durch bakterielle Infektionen. Oft ist sie eine Begleiterscheinung der Erkältung oder Grippe oder entsteht durch Verätzungen, Verbrühungen oder mechanische Verletzungen. Betroffene klagen über Halsschmerzen, Schluckbeschwerden, leicht erhöhtes Fieber, angeschwollene Lymphknoten.

So wird Weizengrassaft angewendet
Gurgeln Sie mit warmem Salzwasser, dem Sie Weizengrassaft zugesetzt haben. Der Weizengrassaft wirkt entzündungshemmend, schmerzstillend und abschwellend. Sollten Sie nach drei Tagen keine Besserung spüren, unbedingt den Arzt aufsuchen.

Das unterstützt
Rauchen und Alkohol im Übermaß verschlimmern eine Pharyngitis. Rauchen Sie deshalb möglichst nicht, und trinken Sie so wenig Alkohol wie möglich. Stärken Sie Ihre Abwehrkräfte, und trinken Sie täglich 100–150 ml Weizengrassaft pur.

Angina (Entzündung der Rachenmandeln)

Die Angina ist eine infektionsbedingte Entzündung der Rachenmandeln. Die eitrige Form wird durch Bakterien verursacht, selten durch Viren. Hauptsächlich tritt sie im Kindesalter auf, wobei viele Kinder oft mehrmals daran erkranken.
Die Symptome sind Halsschmerzen, Schluckbeschwerden, der Rachen ist sichtbar entzündet, und die Mandeln sind dick geschwollen. Manchmal sind Eiterstippen auf den Mandeln zu sehen. Hohes Fieber, Ohrenschmerzen, Kopfschmerzen, vergrößerte, druckempfindliche Halslymphknoten und Mundgeruch sind weitere Begleiterscheinungen.

So wird Weizengras angewendet
Bettruhe, reichlich Flüssigkeit in Form von Säften und Suppen, um den gestörten Wasser- und Elektrolythaushalt auszugleichen. Gurgeln (siehe Seite 75) mit Weizengrassaft wirkt desinfizierend, entzündungshemmend und abschwellend und beseitigt auch den Mundgeruch.

Das unterstützt
Feuchtwarme Halswickel unterstützen den Heilungsprozeß. Gehen Sie auf jeden Fall zum Arzt, wenn die Symptome länger als 24 Stunden andauern oder sich Eiterstippen auf den Mandeln bilden.

Akute Bronchitis

Die akute Bronchitis ist eine Entzündung der Atemwege, die plötzlich auftritt und meistens innerhalb weniger Tage abklingt. Bei Menschen mit einem geschwächten Immunsystem kann der Heilungsprozeß jedoch erheblich länger dauern. Sie ist in der Regel eine Komplikation bei Erkrankungen der oberen Luftwege, wie Grippe und Erkältung. Auch Rauchen oder starke Luftverschmutzung können eine akute Bronchitis bedingen. Am häufigsten tritt sie im Winter auf, bei Rauchern, Säuglingen und alten Menschen sowie bei Menschen, deren Immunsystem geschwächt ist.

Die entzündeten Schleimhäute der Bronchien schwellen an, sind stark durchblutet und sondern Eiter ab. Keuchender Atem, anhaltender Husten mit gelbem oder grünem Schleim, Schmerzen hinter dem Brustbein, manchmal auch Fieber sind typische Beschwerden.

So wird Weizengras angewendet
Inhalieren von Wasserdampf, dem pro Liter Wasser 1 Eßlöffel Kochsalz und etwa 100 ml Weizengrassaft zugesetzt werden. Die salzhaltige, feuchte Luft erleichtert die Schleimlösung und das Abhusten. Der Weizengrassaft läßt die Schwellung abklingen und wirkt sowohl desinfizierend als auch schmerzstillend.

Das unterstützt
Viel trinken, das löst den Schleim aus den Bronchien. Stärken Sie Ihr Immunsystem, und trinken Sie täglich 100–150 ml Weizengrassaft. Sollten sich die Beschwerden nach drei Tagen nicht gebessert haben, müssen Sie einen Arzt aufsuchen.

Chronische Bronchitis

Eine chronische Bronchitis liegt vor, wenn Sie mindestens drei Monate lang fast täglich Schleim abhusten und sich dieser Zustand innerhalb von zwei aufeinanderfolgenden Jahren wiederholt. Hauptursache ist das Rauchen. Es stimuliert die Produktion von Schleim in den Schleimhäuten der Atemwege.

Das führt zu einer Verdickung der Muskulatur der Bronchien und deren Verzweigungen, den Bronchiolen. Diese werden immer enger, die Atemwege werden anfälliger für Infektionen. Es wird ein zäher Schleim abgehustet. Ist er gelblich-grün, liegt eine bakterielle Infektion vor. Atemnot kann auftreten, selten Schmerzen hinter dem Brustbein.

So wird Weizengras angewendet
Inhalieren Sie Wasserdampf, dem pro Liter 1 Eßlöffel Kochsalz und etwa 100 ml Weizengrassaft zugesetzt werden. Die salzhaltige, feuchte Luft erleichtert die Schleimlösung und das Abhusten. Der Weizengrassaft desinfiziert und hemmt die Entzündung.

Das unterstützt
Verbesserung der Atemtechnik und Körperhaltung (siehe Seite 130). Stärken Sie Ihr Immunsystem: täglich 100–150 ml Weizengrassaft und viel Flüssigkeit trinken, damit der zähe Schleim gelöst wird. Und natürlich nicht rauchen.

Gehörgangentzündung

Der von außen sichtbare Gehörgang ist entzündet. Die Gehörgangentzündung tritt häufig nach dem Baden in öffentlichen Schwimmbädern auf und wird in der Regel durch Bakterien, manchmal auch durch Pilzinfektionen verursacht.
Die Haut des Gehörgangs ist gerötet und geschwollen, gelblicher Ausfluß tritt aus dem Ohr, anfangs ist manchmal ein Juckreiz spürbar. Rund um die Ohröffnung können auch Ekzeme entstehen.

So wird Weizengras angewendet

Der entzündete Gehörgang muß immer gründlich gereinigt und getrocknet werden. Zum Abheilen und Abschwellen der Entzündung bringen Sie warmen Weizengrassaft in das Ohr ein, am besten mit einer Pipette. Den körperwarmen Weizengrassaft mit der Pipette aufziehen und in das betroffene Ohr träufeln. Oder mischen Sie etwa 30 ml abgekochtes, 30° C warmes Wasser mit etwa 30 ml frischen Weizengrassaft. Einen Wattebausch damit befeuchten und auf das Außenohr drücken. Nicht zu fest, damit die Watte sich nicht im Gehörgang festsetzt. Entfernen Sie den Wattebausch nach etwa 20 Minuten, und trocknen Sie das Ohr gründlich ab.

Das unterstützt

Wenn Sie zu Gehörgangentzündungen neigen, tragen Sie beim Schwimmen eine Badekappe, die Ihre Ohren bedeckt. Springen Sie nicht ins Wasser, tauchen Sie nicht.

Mit der Ohrpumpe richtig umgehen

Die Ohrpumpe ist ein Gummiball mit einer länglichen Spitze und einer Öffnung. Sie ist in Apotheken erhältlich. Mischen Sie etwa 100 ml abgekochtes, warmes Wasser mit etwa 100 ml frischem Weizengrassaft, und ziehen Sie die Lösung durch Drücken auf den Gummiball in den Ball ein. Dann neigen Sie den Kopf zur Seite, setzen die Spitze des Gummiballs in den Gehörgang und spritzen die Weizengraslösung behutsam ein. Lassen Sie den Kopf weiterhin zur Seite geneigt, und warten Sie ein bis zwei Minuten ab. Dann lassen Sie die Lösung wieder aus dem Ohr laufen.

Mittelohrentzündung

Eine Mittelohrentzündung ist eine bakteriell oder durch Viren bedingte Entzündung des Zwischenraums zwischen dem Trommelfell und dem Innenohr. Dieser Raum wird Paukenhöhle genannt. Die Erreger sind über die oberen Luftwege eingedrungen und haben sich über den Verbindungsgang zwischen Nasen-Rachenraum und Mittelohr, die Ohrtrompete, ausgebreitet. Durch die Entzündung schwellen die Schleimhäute der Paukenhöhle an. Sie produzieren übermäßig viel Schleim, der bei einer bakteriellen Infektion mit Eiter vermischt ist. Diese Sekrete können nicht mehr abfließen und sammeln sich im Mittelohr an. Die Mittelohrentzündung tritt bei Kindern bis zum sechsten Lebensjahr sehr oft auf und ist mit häufigen Rückfällen verbunden.

Die Schmerzen setzen plötzlich ein, begleitet von einem Druckgefühl im Ohr, Ohrensausen, Hörverlust und Fieber. Manchmal platzt das Trommelfell durch den Druck des angestauten Sekrets. Der Eiter fließt ab, und die Schmerzen lassen sofort nach. Innerhalb weniger Tage ist die Mittelohrentzündung ausgeheilt. Wenn das Trommelfell nicht platzt, sondern durch den Druck nur teilweise durchbrochen wird, treten Eiter und Sekret chronisch aus, es kommt zu einer chronischen Mittelohrentzündung.

So wird Weizengras angewendet

Inhalieren Sie mit Weizengrassaft. Die im Wasserdampf gelösten Inhaltsstoffe gelangen über den Verbindungsgang zwischen Nasen-Rachenraum und Mittelohr in die Paukenhöhle. Dort wirken sie abschwellend und entzündungshemmend.

Das unterstützt

Wenn die eitrigen Entzündungssekrete abfließen, das Außenohr mit einer Lösung aus Weizengrassaft und Salzwasser reinigen. Das Außenohr mit Weizengrassaft abtupfen und gut abtrocknen. So beugen Sie Juckreiz und Ekzemen vor.

Nasennebenhöhlenentzündung (Sinusitis)

Bei einer Entzündung der Nasennebenhöhlen sind die Nasennebenhöhlen im Oberkiefer, unterhalb der Wangenknochen und die Siebbeinzellen zwischen den Augen betroffen. Eine Sinusitits wird durch eine Infektion der Nasenhöhle ausgelöst, die sich über die Verbindungsgänge in den Nebenhöhlen ausbreitet. Die Infektion verursacht die Bildung von zähem Schleim und Eiter, der sich in den Nebenhöhlen ansammelt und im akuten Stadium nicht mehr abfließen kann. Es entsteht ein schmerzhaftes Spannungs- oder Druckgefühl in den betroffenen Bereichen, manchmal verbunden mit einem pochenden Schmerz. Die Nasenatmung ist behindert, Fieber und Verlust des Geruchssinns können auftreten. Sinusitis ist weit verbreitet, die Wahrscheinlichkeit, daran zu erkranken, kann mit jeder banalen Erkältung größer werden.

So wird Weizengras angewendet

Inhalieren Sie mit einer Kochsalzlösung, der Sie Weizengrassaft zusetzen. Das wirkt schleimlösend, abschwellend und entzündungshemmend. Zusätzlich reinen Weizengrassaft mit einer Pipette in die Nase einträufeln, hochziehen und das Nasenloch mit dem Finger etwa 30 Sekunden zudrücken. Das festsitzende Nasensekret wird verdünnt und kann leichter abfließen, die Entzündung der Schleimhäute geht zurück.

Schnupfen

Bei einem Schnupfen ist die Nasenschleimhaut angeschwollen, und deshalb sind die Nasengänge verengt. Schnupfen kann die Begleiterscheinung einer banalen Erkältung, einer Sinusitis, einer Pollenallergie (Heuschnupfen) oder von Polypen im Nasen- und Rachenraum sein. Dickes, schleimiges Nasensekret kann die Nase verstopfen und die Atmung noch mehr behindern. Das Schneuzen ist erschwert und bringt keine Erleichterung. Ist das Sekret dünnflüssig und klar, handelt es sich um eine Virusinfektion. Bei zähem, gelben oder grünlichem Schleim sind Bakterien die Ursache.

So wird Weizengras angewendet

Inhalieren Sie mit einer Kochsalzlösung, der Sie Weizengrassaft zusetzen. Das bewirkt eine Verdünnung des festsitzenden Nasensekrets, es wirkt abschwellend und entzündungshemmend. Herkömmliche Schnupfenmittel wie beispielsweise Nasensprays oder Nasentropfen trocknen die Schleimhäute aus. Den Weizengrassaft mit einer Pipette aufziehen und in die Nase träufeln. Die Schleimhäute schwellen ab, und das Nasensekret verflüssigt sich und fließt besser ab.

Das unterstützt

Stärken Sie Ihr Immunsystem, indem Sie täglich 100–150 ml Weizengrassaft trinken. Mit gestärkten Abwehrkräften ist der Körper besser in der Lage, Schnupfen und andere Erkältungserkrankungen abzuwehren.

Nasenbluten

Blutgefäße der Nasenschleimhaut sind verletzt, und Blut tropft aus der Nase, meistens nur aus einem Nasenloch. Die häufigsten Ursachen sind Schläge auf die Nase, empfindliche Blutgefäße in der Nase, das Entfernen von Krusten, die sich beim Schnupfen bilden.

So wird Weizengras angewendet
Schneiden Sie ein Stück Verbandmull (etwa 3 x 5 cm) ab, und rollen Sie den Mull zu einer länglichen Tamponade auf. Den Tampon in etwa 10 ml Weizengrassaft tränken. Setzen Sie sich leicht nach vorne gebeugt hin, und öffnen Sie den Mund, damit keine Blutkümpchen die Luftwege blockieren können. Führen Sie die Tamponade in das betroffene Nasenloch ein. Mit den Fingern drücken Sie etwa 15 Minuten beide Nasenlöcher zu. Atmen Sie durch den Mund. Dann geben Sie die Nasenlöcher langsam frei, berühren Sie die Nase nicht mehr. Der Weizengrassaft löst den Stillstand der Blutung aus.

Das unterstützt
Legen Sie sich ein nasses, kaltes Handtuch auf den Nacken. Sollte das Nasenbluten nach etwa 20 Minuten noch nicht aufgehört haben, kann es sich um eine ernste Erkrankung handeln. Suchen Sie dann Ihren Arzt auf.

Parodontopathien

Dieser Begriff ist eine Sammelbezeichnung für Erkrankungen des Zahnbetts. Es gibt entzündliche und nichtentzündliche Parodontopathien.
Die Parodontitis ist eine Entzündung des Zahnhalteapparats.

Das sind die Gewebe, die den Zahn umgeben und stützen: Zahnwurzeln, Kieferknochen und Zahnfleisch. Sie kann die Folge einer nicht behandelten Karies sein, sie befällt die Wurzelspitze und ihre Umgebung. Sie kann auch durch eine nicht behandelte Gingivitis (Zahnfleischentzündung) verursacht sein und betrifft dann den gesamten Zahnhalteapparat. Sie ist die häufigste Ursache für den Zahnverlust.

Karies zerstört den Zahnschmelz und das Zahnbein der Zähne. Bakterien dringen ein, die sich bis in die Wurzelspitze und ihr umliegendes Gewebe ausbreiten. Durch mangelhafte Mundpflege wird das entzündete Zahnfleischgewebe weiter geschädigt. Zwischen Zahnfleisch und Zahnhals entstehen Taschen, in denen sich Zahnbelag ansammelt, der für die Zahnbürste nicht mehr erreichbar ist.

Zahnbelag (Plaque) entsteht aus Nahrungsresten, die durch den Speichel und die Bakterien der Mundhöhle zersetzt werden. Wird er nicht durch gründliches Zähneputzen entfernt, lagert er sich als festsitzender Belag auf den Zähnen ab. In diesem Belag vermehren sich die Bakterien, weil er ihnen ideale Wachstums- und Ernährungsbedingungen bietet. Den Zucker aus den Nahrungsresten zwischen den Zähnen bauen sie ab. Es entstehen Säuren, die den Zahnschmelz angreifen. Karies ist die Folge. Werden die Zahnbeläge auch weiterhin nicht entfernt, verhärten sie zu Zahnstein. Der Zahnstein verdrängt das Zahnfleisch, das direkt an den Zähnen sitzt, es entstehen Zahntaschen.

Das Zahnfleisch ist durch die Entzündung gerötet und geschwollen, weich und glänzend, es blutet leicht. Ein unangenehmer Geschmack im Mund, Mundgeruch und ein pelziges Gefühl an den Zähnen sind weitere Symptome. Wird der Zahnstein nicht entfernt, breitet er sich immer weiter aus, die Zahnhälse werden sichtbar. Sie reagieren sehr empfindlich auf Kaltes, Heißes und Süßes.

Zahnfleischentzündung (Gingivitis)

Eine Zahnfleischentzündung ist eine oberflächliche Entzündung des Zahnfleischrands, die durch die Bakterien des Zahnbelags verursacht wird. Das Zahnfleisch wird durch die Stoffwechselprodukte der Bakterien gereizt und infiziert. Dabei verfärbt sich das Zahnfleisch rötlich-violett, es wird weich, glänzt und ist dick geschwollen. Es blutet leicht und ist sehr schmerzempfindlich.

So wird Weizengras angewendet
Gurgeln Sie regelmäßig mit verdünntem Weizengrassaft (100 ml Weizengrassaft und 100 ml Wasser). Massieren Sie das Zahnfleisch mit einer weichen Zahnbürste, die Sie vorher in Weizengrassaft tauchen. Benutzen Sie zum Zähneputzen und Mundausspülen ebenfalls verdünnten Weizengrassaft – 100 ml Weizengrassaft und 100 ml Wasser.

Das unterstützt
Alle Zahnbeläge müssen durch den Zahnarzt entfernt werden, eventuell auch die entzündeten Zahnfleischränder. Reinigen Sie Ihre Zähne gründlich nach jeder Mahlzeit, und benutzen Sie Plaquemarker. Das sind Kautabletten, die den verbliebenen Zahnbelag rot anfärben und so anzeigen, wo Sie nochmals die Zähne putzen müssen. Essen Sie ballaststoffreich, viel festes Obst und Rohkost. Kauen Sie gründlich. Das regt den Speichelfluß an, und Nahrungsreste können sich kaum festsetzen. Die vermehrten Kaubewegungen kräftigen die Muskulatur des Zahnfleischs. Benutzen Sie eine Zahnpasta mit Aminfluoriden, die den Zahnschmelz stärken. Kauen Sie nach den Mahlzeiten, wenn Sie sich nicht die Zähne putzen können, zuckerfreies Kaugummi. Das ersetzt zwar nicht das Zähneputzen, aber es regt den Speichelfluß an, die Nahrungsreste werden verdünnt

und lagern sich nicht so schnell auf den Zähnen ab. Gehen Sie jedes Halbjahr zur Zahnkontrolle zum Zahnarzt.

Plaut-Vincent-Angina

Hierbei handelt es sich um eine schwere Form der Gingivitis. Mangelnde Mundhygiene und/oder Infektionen des Rachenraums führen zu einer bakteriellen Infektion. Die sogenannte Plaut-Vincent-Angina ist selten, sie befällt hauptsächlich junge Erwachsene im Alter von 15–35 Jahren. Im Lauf von ein bis zwei Tagen wird das Zahnfleisch wund und blutet schon bei leichter Berührung. Es ist äußerst schmerzempfindlich. Zwischen den Zähnen und auf den Mandeln entstehen kraterähnliche, blutende Geschwüre. Der Atem reicht faulig, und der Geschmack im Mund ist ebenfalls faulig.

So wird Weizengras angewendet
Bepinseln Sie die Mundhöhle, das Zahnfleisch und die Geschwüre mit unverdünntem Weizengrassaft. Benutzen Sie dazu einen weichen, schmalen Flachpinsel aus Naturborsten, den Sie vorher zum Desinfizieren mit kochendem Wasser übergießen. Tauchen Sie den Pinsel in den zimmerwarmen Weizengrassaft, und bepinseln Sie dann die befallenen Stellen. Weizengrassaft desinfiziert und wirkt schmerzstillend. Gurgeln und spülen Sie den Mund gründlich mit warmem, verdünntem Weizengrassaft aus. Dafür geben Sie etwa 100 ml Weizengrassaft in 100 ml heißes Wasser. Nach Abheilen der Plaut-Vincent-Angina muß das Zahnfleisch vom Zahnarzt gründlich saniert werden.

Erkrankungen des Magen-Darm-Traktes

Magenschleimhautentzündung (Gastritis)

Ausgelöst wird eine akute Entzündung der Magenschleimhaut durch eine Überreizung der Magenschleimhaut. Medikamente, Kaffee, Rauchen, Alkohol oder auch das Bakterium Helicobacter pylori sind für die Überreizung verantwortlich. Manchmal treten auch blutende Magenschleimhautrisse auf, die zu Blut im Stuhl führen, oder das Erbrochene ist mit Blut vermischt. Eine chronische Gastritis entwickelt sich aus einer nicht behandelten akuten Gastritis, die wiederum zur Entstehung von Magengeschwüren beitragen kann. Schwere akute Formen, die nicht behandelt werden, können zu Anämie und Eisenmangelanämie führen. Es treten oft nach dem Essen verstärkt Beschwerden im Oberbauch auf. Aufstoßen, Übelkeit, Brechreiz, Magenschmerzen und Appetitlosigkeit sind weitere Symptome.

So wird Weizengras angewendet
Meiden der auslösenden Stoffe – Medikamente ändern oder weglassen, Rauchen und Alkoholgenuß einstellen – eventuell Bettruhe.
Trinken Sie drei- bis fünfmal täglich 30–40 ml Weizengrassaft. Der Magen sollte leer sein, damit der Weizengrassaft sich im Magen ausbreiten kann. Er bewirkt ein Abklingen der Entzündung und der Schmerzen. Weizengrassaft ist basisch und puffert die Magensäure ab, so daß sie die entzündete Magenschleimhaut nicht angreifen kann. Weizengrassaft hemmt auch das Wachstum des Bakteriums Helicobacter. Durch seinen hohen Gehalt an Eisen, Chlorophyll und Vitamin B_{12} wirkt er vorbeugend gegen Anämie und Eisenmangelanämie.

Werden die Beschwerden nach einigen Tagen nicht besser, gehen Sie bitte zum Arzt.

Das unterstützt
Legen Sie feucht-warme Wickel auf die Magengegend auf, und halten Sie dabei Bettruhe ein. Nehmen Sie mehrmals täglich kleine Mahlzeiten ein anstelle von drei großen Mahlzeiten. Essen Sie in Ruhe, und kauen Sie gründlich, um den Magen zu entlasten. Bauen Sie negativen Streß ab durch Entspannungsübungen, positives Denken und eine gelassene Lebensweise.

Magengeschwür (ulcus ventriculi)

Der Magen produziert eine schützende Schleimschicht, die von der Salzsäure des Manges nicht angegriffen werden kann. Produziert der Magen zuviel Salzsäure, reicht der Schutz der Magenschleimhaut nicht mehr aus, und die Säure zerfrißt die Schleimhaut. Es entstehen peptische Geschwüre. Auch negativer Dauerstreß, Kaffee, Rauchen, Alkohol und Schmerzmittel können Magengeschwüre provozieren.
Typische Kennzeichen sind brennende oder nagende Schmerzen im Oberbauch, die die Nachtruhe stören können. Appetitlosigkeit, Aufstoßen, Völlegefühl und Druckgefühl im Magen, Übelkeit, Erbrechen, und Sodbrennen sind weitere Begleiterscheinungen. Bei blutendem Magengeschwür finden Sie Blutspuren im Stuhl (der Stuhl ist schwarz verfärbt) oder im Erbrochenen.

So wird Weizengras angewendet
Ist Blut im Stuhl oder im Erbrochenen, gehen Sie sofort zum Arzt. Ein blutendes Magengeschwür ist ein Notfall! Ansonsten

heilen die meisten Magengeschwüre mit geeigneten Maßnahmen von selbst ab.

Eine geeignete Maßnahme ist: Trinken Sie täglich auf nüchternen Magen 30-40 ml Weizengrassaft. Er besänftigt den Schmerz und puffert die Magensäure ab, so daß die Magenschleimhaut geschont wird.

Sodbrennen

Sodbrennen tritt häufig nach zu reichlichen, fetten, süßen Mahlzeiten auf. Der Magen hat deshalb zuviel Salzsäure produziert, die in die Speiseröhre zurückfließt.

Es kann auch eine Begleiterscheinung bei Magen-, Zwölffingerdarmgeschwüren oder Entzündungen der Speiseröhre sein. Typisch ist ein brennender Schmerz in der Magengegend, der sich im Liegen oder beim Bücken verstärken kann. Ein seifiger oder salziger Geschmack im Mund, Übelkeit, Erbrechen plagen die Betroffenen.

So wird Weizengras angewendet

Trinken Sie beim Auftreten von Sodbrennen schluckweise und langsam etwa 50 ml frisch gepreßten Weizengrassaft. Der Saft wirkt schmerzstillend, puffert die überschüssig produzierte Salzsäure ab und neutralisiert sie. Wenn sich das Sodbrennen nicht besser, sollten Sie einen Arzt zu Rate ziehen.

Das unterstützt

Vermeiden Sie große, schwere Mahlzeiten, essen Sie lieber mehrere kleine. Kauen Sie die Nahrung gut durch, das verringert auch die Salzsäureproduktion. Stellen Sie Ihre Ernährung auf Vollwertkost und Living Food um. Sie ist gesund, ballaststoffreich, fettarm und gut verträglich.

Gastroenteritis

Die Gastroenteritis ist eine Entzündung der Schleimhäute des Magens und des Darms, ausgelöst durch Lebensmittel, die mit Bakterien oder Parasiten infiziert sind, oder durch verunreinigtes Wasser. Diese Erkrankung wird begleitet von Übelkeit, Erbrechen, Magen- und Darmkrämpfen, Erbrechen und Durchfall. Eine Gastroenteritis ist in der Regel nach zwei bis drei Tagen ausgeheilt.

So wird Weizengras angewendet
Bettruhe, reichlich Flüssigkeit, Weizengrassaft, Haferschleim und Zwieback, um Magen und Darm zu entlasten und ruhig zu stellen, sind die wichtigsten Maßnahmen. Bei starkem Durchfall trinken Sie eine Lösung aus 1 Liter Wasser, 1 Teelöffel Salz und 8 Teelöffeln Zucker, um eine Austrocknung des Körpers zu vermeiden. Trinken Sie zusätzlich 100–150 ml Weizengrassaft in kleinen Portionen. Der Weizengrassaft wirkt schmerzstillend und desinfizierend. Gehen Sie zum Arzt, wenn die Symptome nach drei Tagen noch nicht abgeklungen sind.

Zwölffingerdarmgeschwür (Ulcus duodeni)

Geschwüre des Zwölffingerdarms treten im jüngeren bis mittleren Lebensalter auf, Männer sind öfter betroffen als Frauen. Auffallend ist eine jahreszeitliche Häufung im Herbst und Frühjahr. Die Salzsäure- und Pepsinproduktion des Magens ist erhöht, gleichzeitig ist die Magenentleerung beschleunigt und die Säurenneutralisation im Zwölffingerdarm gestört. Ein Zwölffingerdarmgeschwür tritt häufig in Verbindung mit dem Bakterium Helicobacter auf. Auch negativer Dauerstreß und aggressive Substanzen wie Kaffee, Rauchen, Medikamente

(Schmerz- und Rheumamittel) können zu Geschwüren im Zwölffingerdarm führen.

Die Symptome sind: Nagender oder brennender Nüchternschmerz, der durch Nahrungsaufnahme kurzfristig vergeht, Appetitlosigkeit, Übelkeit, Brechreiz.

So wird Weizengras angewendet
Meiden Sie die aggressiven Stoffe, trinken Sie in Ruhe eine Stunde vor und eine Stunde nach den Mahlzeiten schluckweise etwa 50 ml Weizengrassaft. Der Weizengrassaft wirkt schmerzstillend, säureneutralisierend, fördert die Heilung des Geschwürs und hemmt das Wachstum des Bakteriums Helicobacter.

Das unterstützt
Essen Sie mehrere kleine Mahlzeiten anstatt drei große. Das entlastet den Magen und den Darm. Kauen Sie gründlich, essen Sie in Ruhe, vermeiden Sie negativen Dauerstreß und Hetze. Entspannungsübungen wie Autogenes Training oder Yoga helfen Ihnen dabei.

Colitis ulcerosa

Die Colitis Ulcerosa ist eine geschwürige Entzündung der Dickdarmwand. Sie geht vom Mastdarm aus und greift auf den Dickdarm über. Der Mastdarm (Rektum) ist der 12 bis 15 Zentimeter lange Endabschnitt des Dickdarms, der in den Afterkanal mündet. Die Ursache der Erkrankung ist unbekannt, am häufigsten tritt sie zwischen dem 20. und 30. sowie dem 40. und 50. Lebensjahr auf.

Hauptsymptom ist ein blutiger Durchfall, der manchmal mit Schleim und Eiter vermischt ist. Bei schweren Durchfällen

drohen durch den hohen Blutverlust eine Anämie oder Eisenmangelanämie. Durch den hohen Flüssigkeitsverlust besteht
die Gefahr, daß der Körper austrocknet und Störungen des
Mineral- und Elektrolythaushalt auftreten. Manchmal tritt
Fieber auf, generell besteht ein schlechter Allgemeinzustand.

So wird Weizengras angewendet
Im akuten Stadium müssen Sie einen Arzt aufsuchen. Die
chronische Verlaufsform können Sie durch geeignete Maßnahmen lindern. Trinken Sie täglich 100–150 ml Weizengrassaft.
Durch seinen hohen Gehalt an Eisen, Vitamin B_{12} und Chlorophyll beugen Sie einer Anämie oder Eisenmangelanämie
vor. Außerdem schützen seine Mineralstoffe und Spurenelemente Ihren Körper vor einem Mineralstoffengpaß. Unterstützen Sie die Heilung der Geschwüre durch Einläufe mit Weizengrassaft (siehe Seite 74). Weizengrassaft wirkt darüber
hinaus schmerzstillend und entzündungshemmend.

Morbus Crohn

Der Morbus Crohn ist eine chronische, entzündliche Darmer-
krankung. Sie kann alle Abschnitte des Darms betreffen. Sie
befällt am häufigsten das Ende des Dünndarms, und zwar am
Übergang in den Dickdarm. Die Ursachen sind unklar. Morbus
Crohn kann durch Bakterien oder Virusinfektionen ausgelöst
werden, auch psychische Faktoren oder eine ererbte Anfällig-
keit sind möglich. Sie tritt häufig um das 20. und nach dem
60. Lebensjahr auf. Im Verlauf der Erkrankung treten oft
Fisteln auf, das sind Verbindungsgänge zwischen Darm und
Oberhaut, aus denen Kot austreten kann, und Risse in der
Darmschleimhaut.
Starke Schmerzen, vor allem im rechten Oberbauch, Durchfäl-

le, die mit Blut durchsetzt sein können, Fieber, Übelkeit, Appetitlosigkeit und Schwächegefühl sind die Symptome.

So wird Weizengras angewendet

Im akuten Stadium müssen Sie einen Arzt aufsuchen, ebenso, wenn sich Fisteln bilden. Bei einem chronischen Verlauf hilft Ihnen Weizengrassaft. Trinken Sie täglich 100–150 ml frischen Weizengrassaft in kleinen Portionen. Er stillt den Schmerz und hemmt die Entzündung. Er reguliert durch seinen hohen Gehalt an Mineralien und Spurenelementen den durch die starken Durchfälle gestörten Elektrolythaushalt des Körpers.

Das unterstützt

Ernähren Sie sich ballaststoffarm, weil die Darmwand durch die chronische Entzündung extrem dick geworden ist. Dadurch ist die Darmpassage erschwert. Weizengrassaft enthält flüssige Ballaststoffe in Form von Pektinen. Sie bewirken, daß der Darminhalt trotz der erschwerten Passage weitertransportiert werden kann. Wenn sich auf der Oberhaut Fisteln zeigen, aus denen Kot austritt, waschen Sie die Stellen vorsichtig mit unverdünntem Weizengrassaft ab. Denn Weizengrassaft desinfiziert und lindert den Schmerz.

Reizdarm (Colon irritabile)

Bei einem Reizdarm ist der Dickdarm (Colon) betroffen. Wer unter einem Reizdarm leidet, hat immer wieder mit krampfartigen Bauchschmerzen, unregelmäßiger Verdauung und starken Blähungen zu tun, wobei sich Verstopfung und Durchfall ablösen können. Die Untersuchung beim Arzt ergibt aber meist keinen organischen Befund. Die Darmstruktur ist normal, eine Infektion mit Bakterien, Viren oder Pilzen kann ausgeschlossen werden. Hauptgrund für die Beschwerden ist vermutlich eine Funktionsstörung der unwillkürlichen Muskeln und Nerven des Dickdarms – woher diese jedoch kommt, ist bislang unbekannt. Mit Sicherheit spielen psychische, emotionale Belastungen und Streß eine Rolle. Auch eine einseitige ballaststoffarme Ernährung kann zu den genannten Beschwerden führen.

Ein aufgetriebener Bauch, oft auf der linken Bauchseite, Appetitlosigkeit und Schwächegefühl gehören zum typischen Krankheitsbild.

So wird Weizengras angewendet

Im akuten Stadium kann ein Einlauf mit Weizengrassaft helfen, der Krämpfe und Blähungen vermindert. Stellen Sie Ihre Ernährung auf eine ballaststoffreiche Vollwertkost um. Bei Verstopfung den Darm durch einen Einlauf reinigen. Bei Durchfall halten reichlich Ballaststoffe die Darmflüssigkeit zurück und tragen dazu bei, den Stuhlgang zu festigen. Trinken Sie täglich 100–150 ml Weizengrassaft, denn er reguliert langfristig die gestörte Verdauung.

Blähungen (Flatulenz)

Blähungen treten auf, wenn bei der Verdauung zu viele Gase im Darm entstehen. Im Dickdarm bauen die Bakterien der Darmflora die Stoffwechselprodukte der Kohlenhydrate und Eiweiße endgültig zu Wasserstoff, Kohlendioxid und Methan ab. Der typische Geruch der Darmgase wird durch das Methan bestimmt. Auch Luftschlucken während der Mahlzeiten kann zu Blähungen führen. Flatulenz ist auch eine Begleiterscheinung vieler Magen- und Darmerkrankungen.

Blähungen können einen schmerzhaft aufgetriebenen Bauch

verursachen. Diese Beschwerden lassen nach, wenn die Winde abgehen.

So wird Weizengras angewendet

Trinken Sie beim Auftreten von Blähungen langsam und in Ruhe etwa 50 ml Weizengrassaft. Das Chlorophyll des Weizengrassaftes reduziert die Bildung von Darmgasen und bindet deren Geruch.

Das unterstützt

Nehmen Sie Ihre Mahlzeiten in Ruhe ein, essen Sie langsam, und kauen Sie gründlich. Dadurch vermeiden Sie das Luftschlucken. Sorgen Sie für Streßabbau, indem Sie Hetze und Termindruck vermeiden. Wenn Sie keine Zeit haben, essen Sie lieber nur eine Kleinigkeit statt eine üppige Mahlzeit in Eile. Stellen Sie Ihre Ernährung auf Vollwertkost oder auf den Living Foods Lifestyle um, die darin enthaltenen Ballaststoffe binden Darmgase und erleichtern die Darmentleerung.

Hämorrhoiden

Hämorrhoiden sind knotenförmige Erweiterungen und Ausstülpungen der Blutgefäße des Enddarms. Sie sind innerlich im Darm und äußerlich am After tastbar. Verstopfung (Obstipation) und der Versuch, den zu harten Stuhlgang durch starkes Pressen abzusetzen, sind in der Regel die Ursache. Hämorrhoiden gehen einher mit Juckreiz, Druckgefühl, Brennen und Schmerzen im Enddarm. Größere Hämorrhoiden können auch bluten und hinterlassen hellrote Blutspuren.

So wird Weizengras angewendet

Wenden Sie mehrmals wöchentlich einen Einlauf mit Weizengrassaft an (siehe Seite 74). Waschen Sie die Aftergegend mit Weizengrassaft ab. Geben Sie hierfür – nach der Reinigung mit Wasser und einer milden Seife – etwa 50 ml frisch gepreßten Weizengrassaft auf einen sauberen, feuchten Waschlappen, und drücken Sie ihn etwa zwei Minuten auf die betroffenen Stellen. Anschließend können Sie auch eine in Weizengrassaft getränkte Tamponade einführen. Dafür ein 3 x 5 cm großes Stück sterilen Verbandsmull abschneiden und zu einem flachen Rechteck mit einer Seitenlänge von etwa 5 cm falten. Gießen Sie etwa 10 ml Weizengrassaft darauf, und führen Sie diese Tamponade vorsichtig etwa 2–3 cm tief in den After ein. Dann etwa 20 Minuten im Liegen einwirken lassen. Weizengras lindert den Juckreiz, wirkt auf die Hämorrhoiden schmerzstillend, abschwellend und entzündungshemmend.

Das unterstützt

Sorgen Sie für einen weichen, geregelten Stuhlgang. Frisches Obst, Gemüse, Rohkost und Vollkornprodukte geben dem Stuhl ein größeres Volumen, das die Darmpassage erleichtert.

Erkrankungen des Blutes und des Stoffwechsels

Bluthochdruck

Weizengrassaft beugt einem zu hohen Blutdruck vor, weil das Chlorophyll die Fließgeschwindigkeit des Bluts in den Kapillaren beschleunigt. Dadurch wird die Pumparbeit des Herzens erleichtert, und ein zu hoher Blutdruck kann verringert werden.

Eisenmangelanämie

Der Normalwert von Eisen im Blut beträgt bei Männern 13,5 bis 18 mg Eisen pro 100 ml Blut, bei Frauen sind es 11,5 bis 16 mg. Bei einer Eisenmangelanämie (»Blutarmut«) liegt der Eisengehalt des Blutes unter diesen Normalwerten. Eisen ist das Zentralatom des Hämoglobins, dem roten Blutfarbstoff in den roten Blutkörperchen. Es transportiert den Sauerstoff der Atemluft von der Lunge in das Körpergewebe. Bei der »Blutarmut« ist somit die Versorgung des Körpers mit Sauerstoff gestört.

Ein Eisenmangel kann durch chronische innere Blutungen entstehen wie Sickerblutungen aus Geschwüren im Magen-Darm-Trakt, die natürlich ärztlich behandelt werden müssen. Frauen leiden öfter als Männer an einer Eisenmangelanämie, wenn der Eisenverlust durch die Monatsblutung nicht durch eine entsprechende Ernährung ausgeglichen wird. Auch in der Schwangerschaft ist der Bedarf an Eisen erhöht. In selteneren Fällen steht hinter dem Eisenmangel eine Eisenresorptionsstörung – hier kann der Körper das Eisen aus der Nahrung nicht verwerten.

Diese Anämie geht mit Kopfschmerzen, Müdigkeit, Blässe, trockener und spröder Haut, brüchigen Haaren und Fingernägel einher. Wenn der Eisenspiegel auf unter 8 Milligramm pro 100 ml Blut absinkt, kommt es zu Schwindelanfällen, Angina pectoris (Minderdurchblutung des Herzmuskels durch den Sauerstoffmangel) mit starkem Herzklopfen und Atemnot, weil das Herz stärker arbeiten muß, um genug Sauerstoff in das Gewebe zu bringen.

So wird Weizengras angewendet

Der Eisenmangel muß ausgeglichen werden, eine eventuell zugrundeliegende Erkrankung ausgeheilt werden. Weizengrassaft ist reich an Eisen, 100 ml enthalten 72 mg Eisen. Das Eisen liegt hier allerdings in dreiwertiger Bindung vor, der Körper kann aber nur das zweiwertige Eisen gebrauchen. Bei Umbau des dreiwertigen zu zweiwertigem Eisen im Darm gehen zwei Drittel des Eisens verloren. Trotzdem stehen dem Körper aus etwa 100 ml Weizengrassaft noch gut 20 mg Eisen zur Verfügung, was den Tagesbedarf von 18 mg für Frauen und 10 mg für Männer gut deckt.

Trinken Sie zu Beginn der Behandlung drei- bis viermal täglich etwa 50 ml Weizengrassaft zu den Mahlzeiten. Das reichlich vorhandene Chlorophyll verbessert zudem den Sauerstofftransport und stimuliert die Bildung von Hämoglobin, so daß das Körpergewebe wieder besser durchblutet wird. Die Vitamine C, B_6, B_{12}, Folsäure, A und K sowie Calcium und Kupfer sind ebenfalls für die Synthese von Hämoglobin erforderlich und reichlich im Weizengrassaft enthalten. Das Vitamin A liegt in seiner Vorstufe vor dem Beta-Carotin. Da das Beta-Carotin nur in Anwesenheit von Fett in Vitamin A umgewandelt wird, den Saft am besten entweder mit etwas Keimöl anreichern oder zu einer fetthaltigen Mahlzeit trinken.

Zur Aufrechterhaltung des normalen Eisenspiegels im Blut reicht es dann aus, wenn Sie die tägliche »Erhaltungsdosis« von etwa 50 ml Weizengrassaft zu sich nehmen.

Erhöhter Cholesterinspiegel (Hypercholesterinämie)

Ein erhöhter Cholesterinspiegel im Blut ist Ausdruck einer Störung des Fettstoffwechsels. Cholesterin ist lebensnotwendig und in jeder Zelle enthalten. Es wird über die Nahrung aufgenommen (tierische Fette) und in der Leber synthetisiert. Der Gesamtcholesterinspiegel im Blut sollte 200 mg pro Deziliter nicht übersteigen. Ist der Cholesterinspiegel chronisch erhöht, bilden sich Ablagerungen an den Arterienwänden, eine Arteriosklerose entsteht. Die Durchblutung des Herzens wird dadurch gestört, infolgedessen steigt der Blutdruck an.

Ein erhöhter Cholesterinspiegel bleibt lange Zeit ohne erkennbare Symptome. Er macht sich erst bemerkbar, wenn das Herz in Mitleidenschaft gezogen worden ist. Die Mangeldurchblutung des Herzens führt zu Atemnot, Schwindelgefühlen, Schmerzen in der Brust.

So wird Weizengras angewendet

Weizengrassaft kann einer Hypercholesterinämie vorbeugen sowie eine diätetische und medikamentöse Behandlung wirksam unterstützen. Trinken Sie vier Wochen lang über den Tag verteilt etwa 200 ml frisch gepreßten Weizengrassaft zwischen den Mahlzeiten. Reduzieren Sie dann die tägliche Weizengrassaftmenge auf etwa 100 ml zur Erhaltung der Blutgesundheit.

Das unterstützt

Lassen Sie Ihren Cholesterinspiegel beim Gesundheitscheckup regelmäßig überprüfen. Bei Neigung zu erhöhten Fettwerten vermeiden Sie eine zu hohe Cholesterinaufnahme über die Nahrung. Viel Cholesterin ist in Eiern, Milchfett und allen tierischen Fetten enthalten. Mehrfach ungesättigte pflanzliche Fettsäuren, enthalten in kaltgepreßtem Olivenöl oder Weizenkeimöl, wirken einem erhöhten Cholesterinspiegel sogar entgegen. Informieren Sie sich, und lassen Sie sich beraten.

Gicht

Gicht ist die Folge eines erhöhten Harnsäurespiegels im Blut. Hohe Harnsäurespiegel im Blut führen zur Bildung von Harnsäurekristallen, die sich in den Gelenken (Gicht) oder als

Harnsäuresteine in den Nieren ablagern. Häufig betroffen sind die Finger- und Zehengelenke. Die Gelenke sind geschwollen, gerötet und schmerzen. Die Beschwerden gehen nach einigen Tagen zwar zurück. Im Verlauf der Erkrankung kommt es jedoch immer häufiger zu einem akuten Gichtanfall. Die Gelenke werden auf Dauer geschädigt und deformiert.

So wird Weizengras angewendet
Trinken Sie zur Vorbeugung und begleitenden Behandlung von Gicht täglich etwa 100 ml Weizengrassaft. Weizengrassaft vermag einer Übersäuerung entgegenzuwirken, weil er basisch reagiert.

Das unterstützt
Stellen Sie Ihre Ernährung um. Lassen Sie sich von Ihrem Arzt oder einer Ernährungsberaterin beraten.

Spezielle Erkrankungen: Candida und Krebs

Für die meisten chronischen Erkrankungen gilt, daß sie ganzheitlich behandelt werden müssen. So zum Beispiel die vegetative Dystonie, chronische Erschöpfung und Müdigkeit, Migräne, Wechseljahrebeschwerden, Prämenstruelles Syndrom, Rheuma (chronische Polyarthritis). Der hohe Gehalt an Vitaminen, Mineralstoffen und Spurenelementen im Weizengrassaft unterstützt die Regeneration und stärkt das Immunsystem. Die große Trinkkur mit Weizengrassaft (siehe Seite 124) kann eine grundsätzliche Umstimmung des Körpers bewirken.

Candida albicans

Candida albicans ist ein Hefepilz und befällt unterschiedliche Körperregionen, vorzugsweise die Scheide. Dicklicher, weißer Ausfluß, Juckreiz, Beschwerden beim Wasserlassen sind die Folge. Der Pilz ist normalerweise auf der gesunden Schleimhaut angesiedelt und wird von der Bakterienflora der Scheide in Schach gehalten. Gerät diese jedoch durch eine Behandlung mit Antibiotika oder durch ein geschwächtes Immunsystem aus dem Gleichgewicht, breitet sich der Pilz übermäßig aus. Frischer Weizengrassaft hilft dann, das geschwächte Immunsystem zu kräftigen und zu stärken.

Candida albicans kann auch den Mund- und Rachenraum befallen. Weißliche Beläge auf Zunge, Mund- und Rachenschleimhaut sind typische Kennzeichen. Da ein geschwächtes Immunsystem die Ansiedelung fördert, wirkt Weizengrassaft durch dessen Stärkung einer Ausbreitung von Candida-Pilzen entgegen, ohne sie jedoch direkt abzutöten.

Bei einer schwachen Darmflora, beispielsweise bedingt durch hohe Dosen Antibiotika, kann sich dieser Hefepilz auch auf der Darmschleimhaut ausbreiten. Die Symptome sind Völlegefühl und Blähungen. Weizengrassaft hilft, indem er den Wiederaufbau einer gesunden Darmflora unterstützt.

Krebs

Die Inhaltsstoffe von Weizengrassaft haben eine vor Krebs schützende Wirkung. Beta-Carotin, Selen und Chlorophyll sind imstande, die Körperzellen vor krebserregenden Stoffen zu schützen. Beta-Carotin verringert das Risiko, an Hautkrebs, Lungenkrebs oder Eierstockkrebs zu erkranken. Selen kann das Wachstum von Krebszellen im Frühstadium hemmen, Chlorophyll vermag krebserregende Mutagene zu hemmen. Weizengrassaft hat also eine schützende Funktion, aber er kann mit Sicherheit den Krebs nicht verhindern oder gar heilen. Wenn Sie täglich 100–150 ml Weizengrassaft trinken, sich gesund ernähren und gesund leben, leisten Sie einen erheblichen eigenen Beitrag, das Krebsrisiko zu begrenzen, oder stellen Sie Ihre Lebensweise gleich auf den Living Foods Lifestyle um.

Mehr Vitalität durch Weizengrassaft

Die große Weizengrassaft-Trinkkur

vorbeugend • vitalisierend • entschlackend

Diese Kur eignet sich zur Stärkung der Abwehrkräfte, zur Entschlackung und Entgiftung, bei Übergewicht, zur Vorbeugung von Bluthochdruck und Hypercholesterinämie, zur Vorbeugung eines zu hohen Blutzuckerspiegels, zur Entlastung der Leber und des Magen-Darm-Systems, bei Unruhe und Schlafstörungen.

Die große Trinkkur mit Weizengrassaft entspricht einem modifizierten Heilfasten. Sie verzichten zwar auf feste Nahrung, aber der Weizengrassaft ist Ihre flüssige Nahrungsquelle. Anders als bei dem üblichen Fasten bekommen Sie mit Weizengrassaft alle Nährstoffe, die der Körper braucht. Abbau von körpereigenem Eiweiß findet nicht statt, weil der Saft alle essentiellen Aminosäuren enthält. Eine Übersäuerung Ihres Stoffwechsels durch Abbauprodukte ist ausgeschlossen, weil der basische Weizengrassaft sie verhindert. Und er enthält alle Vitamine, alle wichtigen Mineralstoffe und Spurenelemente, so daß Sie keinen Mangel befürchten müssen.

WICHTIG

Die Trinkkur können alle durchführen, die gesund sind und sich fit fühlen. Nicht geeignet ist sie für Schwangere und Stillende sowie für Kinder und Jugendliche. Bevor Sie mit der Kur beginnen, beraten Sie sich zur Sicherheit mit Ihrem Hausarzt oder Heilpraktiker. Falls Sie dauerhaft Medikamente einnehmen, kann die Dosierung unter den Auswirkungen des Fastens möglicherweise verringert werden oder die Mittel vielleicht sogar abgesetzt werden. Das soll aber Ihr Arzt entscheiden.

Die Kur dauert fünf Tage. Aber auch eine Kur von drei Tagen und sogar ein einzelner Weizengrassaft-Fastentag wirken sich schon positiv auf Ihr Wohlbefinden aus.

Der tägliche Trinkplan
Sie benötigen pro Tag:
- 200 ml frisch gepreßten Weizengrassaft
- 5 TL Weizenkeimöl
- 2–3 Liter gutes, stilles Mineralwasser oder leichten Kräutertee
- 2–3 TL Honig
- eventuell 250 ml frisch gepreßten Obst- oder Gemüsesaft

Die Kurvorbereitung
1. Denken Sie rechtzeitig daran, den Weizen für die Kurtage auszusäen. Sie benötigen insgesamt einen Liter Weizengrassaft zum Trinken, Saft für Einläufe und eventuell für Bäder und Einreibungen. Sie bekommen genug Weizengras, wenn Sie für jeden Tag je ein Kästchen mit einer Kantenlänge von etwa 15 x 30 cm Weizengras anbauen.
2. Schaffen Sie sich einen geeigneten äußeren Rahmen, um Ihre Kur erfolgreich durchführen zu können. Nehmen Sie

sich reichlich freie Zeit, sagen Sie Termine und Verpflichtungen ab. Erleben Sie diese Zeit als Urlaub vom Alltag. Natürlich ist es auch möglich, das Heilfasten in Ihren ganz normalen Alltag zu integrieren. Dann sollten Sie Streß und Überanstrengung vermeiden, denn die Ausscheidung und die Regeneration des Körpers brauchen viel Ruhe und Entspannung.

3. Am Tag vor Beginn Ihrer Trinkkur essen Sie weniger als gewohnt, die Abendmahlzeit ersetzen Sie durch Obst. Unternehmen Sie noch einen Abendspaziergang an der frischen Luft, und gehen Sie früh zu Bett.

Regeln für den Erfolg

- Versuchen Sie, auf Nikotin und Kaffee zu verzichten, trinken Sie auf keinen Fall Wein, Bier oder andere alkoholische Getränke.
- Trinken Sie viel, auch wenn Sie nicht durstig sind; zwei bis drei Liter Flüssigkeit pro Tag sind unbedingt notwendig. Probieren Sie doch einmal Ihnen unbekannte Teesorten aus, eine Auswahl an Heiltees finden Sie auf Seite 63.
- Jede Portion Weizengrassaft versetzen Sie mit 1 Teelöffel kaltgepreßtem Weizenkeimöl, damit Ihr Körper auch die essentiellen Fettsäuren bekommt.
- Wenn Sie möchten und es vertragen, trinken Sie zwischendurch auch Obst- und/oder Gemüsesäfte und Rejuvelac (siehe Seite 66). Die Obst- und Gemüsesäfte möglichst mit Wasser verdünnt im Verhältnis 1:3.
- Lassen Sie innere Ruhe und Entspannung zu, machen Sie Urlaub vom Alltag.
- Verzichten Sie konsequent auf jede feste Nahrung: Selbst die kleinste Menge regt die Eßlust an, ohne sie zu befriedigen. Der Appetit vergeht nach einer Weile von alleine. Oder: Ein Glas Wasser vertreibt das Hungergefühl.

Fahrplan für die große Trinkkur

Morgens: Noch im Bett sich recken und strecken, dann langsam aufstehen. Bereiten Sie sich etwa 50 ml Weizengrassaft zu, geben Sie 1 Teelöffel Weizenkeimöl hinzu, und trinken Sie den Saft in kleinen Schlucken. Dann bringen Sie Ihren Körper mit leichter Gymnastik und Bürstenmassagen in Schwung. Nehmen Sie sich danach die Zeit für einen Einlauf mit Weizengrassaft (siehe Seite 74). Je nach Bedürfnis duschen oder baden Sie, wobei Sie Kneipp'sche Güsse anwenden. Anschließend ruhen Sie sich aus und entspannen sich.

Vormittags: Planen Sie Bewegung ein, wie Spazierengehen, Schwimmen oder Gymnastik. Trinken Sie wieder eine Portion Weizengrassaft und reichlich Tee oder Wasser.

Mittags: Halten Sie einen kurzen, erholsamen Mittagsschlaf, ruhen Sie und entspannen Sie sich. Nehmen Sie viel Flüssigkeit zu sich in Form von Tee, Rejuvelac oder Saft.

Nachmittags: Beschäftigen Sie sich mit angenehmen Dingen, die Ihnen Spaß machen und die Sie schon immer einmal unternehmen wollten: Ausflüge, Kino, lesen, Musik hören. Treiben Sie etwas Sport, und gehen Sie an die frische Luft. Ruhen Sie sich aus, dösen Sie ein bißchen, und freuen Sie sich daran, daß es Ihnen und Ihrem Körper so gut geht. Trinken Sie viel, und bereiten Sie sich wieder ein Gläschen frischen Weizengrassaft zu.

Abends: Ein paar Dehnübungen tun gut, oder tanzen Sie einfach zu Ihrer Lieblingsmusik. Bürsten und pflegen Sie Ihren Körper. Probieren Sie ein ansteigendes Bad aus. Kochen Sie sich Tee und trinken wieder 50 ml Weizengrassaft.

Vor der Nachtruhe: Unternehmen Sie einen erholsamen Abendspaziergang, lassen Sie den Tag gelassen und in Ruhe ausklingen. Bereiten Sie sich gedanklich auf den neuen Tag vor.

Wenn Sie länger als nur einen Tag mit Weizengrassaft fasten möchten, dann können Sie die übrigen Tage nach dem gleichen Fahrplan gestalten. Gönnen Sie sich etwas Abwechslung bei der Bewegung und den Anwendungen. Die folgenden Vorschläge bieten Ihnen eine Auswahl an Möglichkeiten.

Die richtige Bewegung

Planen Sie körperliche Aktivitäten in Ihren Tagesplan ein. Denn Bewegung verbessert die Durchblutung Ihrer Haut und der inneren Organe. Die Atmung wird beschleunigt, dadurch wird die Sauerstoffzufuhr verbessert. Der Stoffwechsel wird angekurbelt, die Fettverbrennung und die Entsorgung von Schlacken und Körpergiften laufen auf Hochtouren. Der Fettverlust bleibt auf das unerwünschte Körperfett beschränkt, denn auf dieses greift der Stoffwechsel zuerst zu, wenn die Kalorienzufuhr nicht mehr ausreicht.

Fett braucht zur Verbrennung mehr als doppelt soviel Sauerstoff wie Kohlenhydrate oder Eiweiß.

> Für den Umsatz von einem Gramm Kohlenhydrate oder einem Gramm Eiweiß werden ungefähr 900 ml Sauerstoff verbraucht, für ein Gramm Fett aber 2000 ml Sauerstoff.

Während der Trinkkur sinkt der Blutdruck, bedingt durch die Entwässerung und die vegetative Umschaltung des Stoffwechsels. Die körperliche Aktivität stabilisiert Ihren Blutdruck, und ein zu hoher Blutdruck wird langfristig normalisiert.

Sie werden allerdings auch schneller frieren oder frösteln, weil die Verbrennungsenergie der Nahrung fehlt. »Arbeiten« Sie sich warm, der erhöhte Sauerstoffverbrauch verursacht gleichzeitig auch eine erhöhte Wärmeentwicklung. Versuchen Sie aber nicht, plötzlich Hochleistungssport zu betreiben, Sie sollen nur ein bißchen ins Schwitzen geraten mit Pulswerten von etwas über 100 Schlägen pro Minute.

Überfordern Sie sich nicht. Schwindel, Benommenheit und Schweißausbrüche können die Folge sein. Diese Symptome sind Unterzuckerungszustände, die aber mit einem Teelöffel Honig schnell wieder vergehen.

Geeignet sind Schwimmen, Radfahren, Ballspiele (Tischtennis, Federball, Handball, Tennis), Tanzen, Gymnastik, Wandern, Yoga-Übungen.

Das wichtigste ist: Die Bewegung soll Ihnen Spaß machen. Nicht verkrampft-verbissen nach dem Motto »Ich muß«, sondern spielerisch-fröhlich. Entdecken Sie die Muskeln Ihres Körpers, vor allem die, die Sie lange nicht mehr bewegt haben. Ein leichter Muskelkater ist der Beweis, daß Ihre Muskeln aus ihrem Tiefschlaf aufgeschreckt wurden. Schon nach kurzer Zeit fallen Ihnen Anstrengungen und Bewegungen im Fasten leichter, und Ausdauer und Freude an der Bewegung nehmen zu. Vermehrte körperliche Aktivität verursacht nicht vermehrten Hunger. Im Gegenteil, nach anstrengender körperlicher Belastung haben Sie gar kein Hungergefühl! Behalten Sie auch nach Beenden des Fastens Ihr Bewegungsprogramm bei, denn es erleichtert Ihnen langfristig die Anpassung Ihres Nahrungsbedarfs an Ihren tatsächlichen Verbrauch.

Entspannung für Körper und Seele

Den Zeiten der Anspannung sollen Zeiten der Entspannung folgen. Das ist besonders wichtig, während Sie fasten. In dieser Zeit soll das Sich-wohl-Fühlen im Vordergrund stehen. Vermeiden Sie körperliche und seelische Überlastung, sportliche Überanstrengung genauso wie negativen Streß, Ärger und

Hetze. Jetzt haben Sie die Zeit, all die angenehmen Dinge zu tun, zu denen Sie sonst aus Zeitmangel oder wegen innerer Anspannung nicht kommen: lesen, Musik hören, schöne Orte besuchen, die Natur erleben. Achten Sie einmal ganz bewußt auf Ihre wirklichen Bedürfnisse. Falls es Ihnen liegt: Lernen Sie Yoga oder Autogenes Training. Kurse dazu werden überall angeboten.

Unterstützende Maßnahmen

Die unterstützenden Maßnahmen pflegen und stimulieren Ihren Körper und Ihre Seele. Die Anwendungen, die Ihnen besonders gut bekommen, sollten Sie in Ihren Alltag übernehmen.

An erster Stelle stehen natürlich die körperliche Aktivität und die richtige Atmung. Chronischer Bewegungsmangel führt zur Verkümmerung der Muskulatur, und die Leistungsfähigkeit aller Organe nimmt ab. Wenn Sie Ihre Knochen und Gelenke, Ihre Muskulatur, Herz und Lungen nicht beanspruchen, verkümmern sie. Heute werden 98 Prozent der körperlichen Arbeit von Maschinen verrichtet, nur zwei Prozent verrichten wir selbst. Ansonsten sitzen wir: bei der Arbeit, im Auto, vor dem Fernseher. Die übliche Hausarbeit, der kleine Spaziergang oder der Schaufensterbummel gleichen diesen Bewegungsmangel nicht aus.

Die meisten Menschen müssen das richtige, tiefe Atmen erst wieder erlernen. Das ist gar nicht so schwer. Im Anfang braucht es etwas Selbstkontrolle, und dann haben Sie sich schnell umgewöhnt.

Beobachten Sie Ihre Atmung einmal bewußt: Atmen Sie zu flach, das heißt nicht tief genug in den Bauch hinein? Oftmals ist die Atmung nicht flüssig, vielmehr wird – meist nach dem Ausatmen, manchmal auch nach dem Einatmen – die Luft zwischendurch angehalten. Tun Sie das auch? Im Körper entsteht so auf Dauer Sauerstoffnot, die Vitalität ist infolgedessen eingeschränkt. Beim richtigen Einatmen dehnt sich Ihr Brustkorb aus, und Ihre Bauchdecke hebt sich. Beim richtigen Ausatmen strömt Ihr Atem kraftvoll aus. Das Einatmen geschieht durch die Nase, das Ausatmen durch den Mund. Das Ausatmen durch den Mund wird Ihnen besonders ungewohnt sein, aber Sie reißen ihn ja nicht weit auf, sondern öffnen nur leicht die Lippen. Die richtige Körperhaltung unterstützt die gesunde Atemtechnik. Sitzen und stehen Sie immer möglichst gerade.

Zur Unterstützung der Entgiftungsvorgänge gibt es noch viele sinnvolle und wichtige Hilfsmittel: Einlauf, Leberpackung, Kneipp'sche Güsse, ansteigende Bäder, Bürstenmassagen.

Einlauf: Er reinigt den Enddarm und den Dickdarm. Einen Einlauf brauchen Sie während der Kur nur jeden zweiten Tag durchzuführen. Wenn es Ihnen aber ein Bedürfnis ist, so spricht nichts dagegen, ihn auch täglich anzuwenden. Die Durchführung eines Einlaufs ist auf Seite 74 beschrieben.
Leberpackung: Während Ihrer Mittagsruhe ist eine Leberpackung hilfreich, die die Leber bei ihren Entgiftungsaufgaben unterstützt. Im Liegen wird die Leber fast zur Hälfte (40 Prozent) mehr durchblutet als im Sitzen oder Stehen. Übergießen Sie ein Frottierhandtuch mit kochendem Wasser, warten Sie, bis das Handtuch so weit abgekühlt ist, daß Sie es anfassen können. Wringen Sie es aus, und falten Sie es zu einem Päckchen zusammen, das Sie in ein trockenes Handtuch einwickeln. Legen Sie diesen Wickel auf die Lebergegend unter dem rechten Rippenbogen, und ruhen Sie sich aus.

Kneipp'sche Güsse können Sie kalt oder im Wechsel warm-kalt anwenden. Ihr Körper und auch Ihre Füße müssen vorher aufgewärmt sein. Schrauben Sie den Duschkopf ab, oder stellen Sie wenn möglich den Gießstrahl am Brausekopf ein.

• Armguß: Beginnen Sie mit dem rechten Arm, dann folgt der linke Arm. Führen Sie jeweils den Wasserstrahl vom Handrücken aufwärts bis zur Schulter, dann von innen wieder abwärts bis zur Handfläche.

• Beinguß: Erst das rechte Bein, dann das linke Bein. Den Wasserstrahl jeweils vom Fußrücken aufwärts über das Knie bis zum Oberschenkelansatz führen, dann am hinteren Bein wieder abwärts bis zur Fußsohle.

• Ganzkörperguß: Sie beginnen mit dem Armguß am rechten Arm, dann führen Sie den Wasserstrahl über Ihre rechte Vorderseite nach unten über das rechte Bein. Dann rückwärtig wieder hoch über den Rücken und Nacken. Armguß am linken Arm und weiter über die linke Vorderseite und das linke vordere Bein. Über die Beinrückseite, Po und Rücken zurück.

Ansteigende Bäder: Füllen Sie die Badewanne zu einem Drittel mit lauwarmem Wasser (25° C), geben Sie etwa 250 ml Weizengrassaft hinzu, setzen Sie sich in die Wanne. Lassen Sie langsam, über den Zeitraum von 10–15 Minuten, soviel heißes Wasser zulaufen, wie Sie vertragen können. Die Wassertemperatur sollte am Schluß jedoch nicht höher als 40° C betragen. Diese Anwendung heißt deshalb ansteigendes Bad, weil die Temperatur des Wassers ansteigt. Ziel ist die schonende Erwärmung des Körpers bis zum Schwitzen.

Ansteigendes Fuß- und Beinbad: Stellen Sie eine tiefe Schüssel oder einen breiten Eimer in die Badewanne, und lassen Sie lauwarmes Wasser einlaufen, bis Ihre Füße bedeckt sind oder das Wasser bis an den Unterschenkel reicht. Je nachdem, ob Sie ein ansteigendes Fußbad oder ein ansteigendes Beinbad bevorzugen. Geben Sie auch hier ein Glas Weizengrassaft dazu. Lassen Sie langsam heißes Wasser zulaufen, bis Sie sich schön warm fühlen und Ihre Füße und Beine kräftig rot durchblutet sind. Duschen Sie die Beine anschließend kurz kalt ab. Nicht bei Krampfadern oder Ödemen anwenden!

Ansteigendes Armbad: Dafür brauchen Sie ein großes Waschbecken. Setzen Sie sich davor, und stützen Sie die Unterarme im Waschbecken auf. Lassen Sie lauwarmes Wasser einlaufen. Mit dem Zulauf von heißem Wasser soll das Armbad bis zur Mitte des Oberarms ansteigen. Wenn Sie zu schwitzen beginnen, beenden Sie es und waschen beide Arme kalt ab. Das ansteigende Armbad ist besonders bei niedrigem Blutdruck geeignet, denn es regt schnell den Kreislauf an.

Bürstenmassagen: Reiben Sie sich mit Weizengrassaft ab, und frottieren Sie sich mit einem Luffahandschuh oder einer Körperbürste. Beginnen Sie an den Füßen, und arbeiten Sie sich mit kreisenden Bewegungen nach oben. Für den Rücken nehmen Sie eine Körperbürste mit langem Stiel oder ein Massageband.

> Kneipp'sche Güsse, ansteigende Bäder und Bürstenmassagen mit Weizengrassaft verbessern die Ausscheidung über die Haut, trainieren den Kreislauf und regen das Immunsystem an.

Begleiterscheinungen der großen Trinkkur

Das vegetative Nervensystem schaltet von Anspannung auf Entspannung um. Viele Menschen haben Schwierigkeiten, sich innerer Ruhe hinzugeben, die große Trinkkur erleichtert ihnen den Zugang zu sich selbst. Sie sind wieder in der Lage, sich zu entspannen. Spannungskopfschmerzen vergehen, Magenkrämpfe verschwinden, Verspannungen der Rückenmuskulatur und Schulter-Hals-Muskulatur lösen sich. Während Ihrer Trinkkur mit Weizengrassaft können aber auch Schwindelgefühle, Kopfschmerzen, Müdigkeit, Frieren und Frösteln und Magenbeschwerden auftreten. Das sind unangenehme Begleiterscheinungen, doch es gibt viele Möglichkeiten, sie zu überwinden.

Schwindelgefühle können ausgelöst sein durch Unterzuckerung, durch einen zu niedrigen Blutdruck oder durch die starke Entwässerung in den ersten Fastentagen. Unterzuckerung kann auftreten, wenn Sie sich körperlich sehr angestrengt haben, auch nach der Nachtruhe ist der Blutzuckerspiegel abgesunken. In beiden Fällen hilft als Sofortmaßnahme ein Teelöffel Honig, der die Unterzuckerung schnell behebt.

Wenn Ihr Blutdruck zu niedrig ist, kommt es leicht zu Drehschwindel. Sie stehen auf und haben das Gefühl zu schwanken, oder es wird Ihnen schwarz vor Augen. Hier helfen langsames Aufstehen und tiefes Durchatmen, das bringt Sauerstoff ins Blut. Trinken Sie viel! Das Blut wird ja durch das Fasten etwas eingedickt, Sie müssen es durch überreichliche Flüssigkeitszufuhr verdünnen. Auf lange Sicht greifen Sie zu unterstützenden Maßnahmen wie Wechselduschen, Kneipp'schen Güssen, Bürstenmassagen und viel Ausdauersport.

Schwindel und Drehschwindel können auch eine Folge der starken Entwässerung des Körpers sein. Der Körper stellt sich von Aufnahme auf Ausscheidung um, außerdem fehlt das wasserbindende Natrium der Nahrung. Trinken Sie mehr als bisher! Haben Sie immer ein gefülltes Glas vor sich stehen, das Sie möglichst auch austrinken.

Kopfschmerzen können die gleichen Ursachen wie Schwindelgefühle haben, die unterstützenden Maßnahmen sind dann die gleichen. Sie können auch Anzeichen der beginnenden Entschlackung des Stoffwechsels sein. Unterstützen Sie diese durch reichliches Trinken, eventuell einen Einlauf oder ein heißes Bad. Bei zu niedrigem Blutdruck sollten Sie besser heiß duschen.

Müdigkeit ist ein Signal Ihres Körpers. Vielleicht braucht er Ruhe und Erholung. Gönnen Sie sich diese Ruhepause, entspannen Sie sich, und halten Sie ein kurzes, erholsames Schläfchen. Vielleicht will Ihr Körper Ihnen auch sagen, daß Sie an die frische Luft gehen sollen oder etwas Ausdauersport brauchen. Dann tun Sie das. Ein kurzer Spaziergang, eine Runde Gymnastik am offenen Fenster – was Sie wollen.

Frieren und Frösteln sind durch die fehlende Nahrungsenergie bedingt. Ihr Körper bekommt keinen Brennstoff mehr geliefert und muß ihn nun selbst bereitstellen. Hier hilft alles, was Ihren Körper aufwärmt: ein heißes Bad oder heiße Wickel, heiße Getränke, wärmende Kleidung oder eine kuschlige Decke und Bewegung, die Sie ins Schwitzen bringt. Eine pelzig belegte **Zunge** ebenso wie ein unangenehmer Körpergeruch oder Mundgeruch beweisen, daß die Entgiftungsvorgänge des Körpers auf Hochtouren laufen. Waschen Sie sich mit verdünntem Weizengrassaft ab, bürsten Sie Ihre Zunge mit einer weichen Kinderzahnbürste und Weizengrassaft. Gurgeln Sie öfters mit Weizengrassaft.

Das Fastenbrechen

Die ersten Tage der Kur und die ersten Tage nach dem Fastenbrechen sind schwierig. Sie sind Umstellungsphasen, zu Beginn der Trinkkur schaltet der Körper von Aufnahme auf Ausscheidung um; am Ende der Trinkkur schaltet er durch das Fastenbrechen von Ausscheidung auf Aufnahme um.

Mit dem Fastenbrechen beenden Sie die Trinkkur.

- Mittags essen Sie einen Apfel, den Sie in kleinen Bissen gründlich und lange kauen.
- Abends bereiten Sie sich einen Teller Gemüsesuppe aus Kartoffeln, Möhren und Kräutern zu. Bestreuen Sie die Suppe mit Weizengrasstreifen. Verwenden Sie noch kein Salz oder ähnliches.

In den darauffolgenden drei bis vier Wochen stellen Sie endgültig Ihre bisherige Ernährung und Ihre bisherigen Lebensgewohnheiten um. Sie werden sich mit Weizengrassaft, Rejuvelac und vollwertigen Lebensmitteln gesund ernähren, ausreichend Sport treiben und körperlich aktiv sein.

- Am nächsten Tag bereiten Sie sich morgens ein Müsli aus eingeweichten Getreideflocken, Joghurt und frischem Obst zu.
- Mittags essen Sie etwas Leichtes, zum Beispiel eine Mahlzeit aus frischem Gemüse und Kartoffeln. Oder einen Gemüseeintopf. Verwenden Sie reichlich Kräuter und so wenig Salz wie möglich. Streuen Sie sich wieder etwas geschnittenes Weizengras über Ihr Essen.
- Nachmittags ein Stück frisches Obst, abends vielleicht etwas Grahambrot und ein weichgekochtes Ei essen.
- Trinken Sie weiterhin Ihren Weizengrassaft und viel Flüssigkeit wie Tee und Wasser.
- Bauen Sie schrittweise und bewußt Ihre Ernährung weiter aus, und halten Sie sich an Ihre neuen Verhaltensweisen.

Was ist anders beim Fasten mit Weizengrassaft?

Bei der großen Trinkkur mit Weizengrassaft wird der Körper, obwohl die feste Nahrung fehlt, mit allem versorgt, was er braucht. Die negativen Begleiterscheinungen bleiben weitgehend aus.

Etwa 100 ml Saft enthalten 22 Gramm Eiweiß, 47 Gramm Kohlenhydrate (entsprechend 4 BE), 22 Gramm Pektine und 283 Kalorien. Weizengrassaft enthält alle essentiellen Aminosäuren, alle Vitamine und fast alle Mineralstoffe und Spurenelemente, siehe Tabellen auf den Seiten 21, 25 und 27.

- Weizengrassaft reagiert basisch und verhindert deshalb die Übersäuerung des Bluts. Deshalb können auch keine Harnsäurekristalle entstehen, die sich in den Gelenken und den Nieren ablagern. Auch im Fasten produziert der Magen Salzsäure, sie wird durch den basischen Weizengrassaft abgepuffert und neutralisiert. Das wirkt vorbeugend gegen Sodbrennen und Magenbeschwerden.
- Es kommt nicht zu einem körpereigenen Eiweißabbau der Organe, insbesondere am Herzen und der Muskulatur, weil Weizengrassaft alle essentiellen Aminosäuren enthält. Der Tagesbedarf eines Erwachsenen beträgt 13 Gramm essentielle Aminosäuren, etwa 100 ml Saft liefern bereits 9 Gramm davon.
- Der hohe Kaliumgehalt des Weizengrases fördert die Ausschwemmung von Schlacken und Abbauprodukten und regt dadurch auch indirekt die Durchblutung der Nieren an.
- Das Chlorophyll verbessert den Geruch der Haut und des Atems, weil es die Geruchsstoffe bindet.

Die grüne Revolution

»Seit Jahren spielt die westliche Welt mit der menschlichen Gesundheit in Form eines großes Experiments, das uns über 50 Prozent unserer Nahrung aus Fertigpackungen und Dosen zu uns nehmen läßt. Über 3000 verschiedene chemische Zusätze werden in der Nahrungsmittelindustrie verwendet, obwohl bewiesen ist, daß diese die komplizierte elektrochemische Balance im Gehirn und Nervensystem stören können. Glücklicherweise sind wir in der Lage, mehr Kontrolle über unsere Ernährung, unsere Gesundheit und unser Leben zu erlangen, indem wir einfache Veränderungen unseres Lebensstils vornehmen. Wenn wir einen Teil unserer Nahrung zu Hause in Form von jungem Getreidegras und Sprossen herstellen, dann wissen wir zumindest für diesen Teil, was wir essen. Wir können dann die anderen Nahrungsmittel aus den frischen Waren des Wochenmarkts, in Naturkostläden und auch im Supermarkt auswählen. Weizengrassaft hilft uns dabei, die Defizite der modernen Ernährung auszugleichen, uns vor der Umweltverschmutzung zu schützen.

Weizengras wird nicht die Krankheiten dieser Welt heilen, aber es ist ein wichtiges Element der – wie ich sie nenne – grünen Revolution: Eine größere Beachtung der Natur durch jeden von uns, um mit der Natur zusammenzuarbeiten und Erkrankungen vorzubeugen, bevor sie ausbrechen.«

Anhang

Büchertips

Das, Dr. med. Sigrid; Das Fasten, Entgiften und Entschlacken, Deutscher Taschenbuch Verlag, München 1995

Novotny, Dr. med. Ulrike; Fit durch Fasten, Knaur TB 82257, München 1999

Schmid, Rainer; Weizengrassaft, Medizin für ein neues Zeitalter. ernährung & gesundheit, München 1988

von Koerber/Männle/Leitzmann; Vollwert-Ernährung, Grundlagen einer vernünftigen Ernährungsweise, 6. Auflage, Haug-Verlag, Heidelberg 1987

Wigmore, Ann; The Wheatgrass Book, How to grow and use wheatgrass to maximize your health und vitality, Avery Publishing Group, USA, 1985

Hilfreiche Adressen

Ann Wigmore Institute
P. O. Box 429
Rincón, Puerto Rico 00677

Ann Wigmore Foundation
P. O. Box 140
Torreon, New Mexico 87061
(Telefon-Nummern über die Auslandsauskunft)

Bezugsquellen für Weizengrassaftpressen und Weizenkörner
Agna flora
Inhaber G. u. H. Schlüer,
Dinghartinger Str. 1
82064 Straßlach

Pura Vita
Inhaber Reiner Schmid
Leostr. 14
81375 München

Register